»Übernehmen Sie eine aktive Rolle bei den Qualitätsbeurteilungen und lassen Sie nicht andere für Sie entscheiden!«

NICOLE OTT

Bibliografische Information der Deutschen Nationalbibliothek
Die Deutsche Nationalbibliothek verzeichnet diese Publikation in der Deutschen Nationalbibliografie; detaillierte bibliografische Daten sind im Internet über http://dnb.de abrufbar.

ISBN 978-3-8426-0845-0 (Print)
ISBN 978-3-8426-9080-6 (PDF)
ISBN 978-3-8426-9081-3 (EPUB)

Titelbild: Siam – stock.adobe.com
Covergestaltung und Reihenlayout: Lichten, Hamburg
Satz: Sandra Knauer Satz · Layout · Service, Garbsen
Druck: Beltz Bad Langensalza GmbH, Bad Langensalza

Inhalt

1 Ein kurzer Blick zurück – Die Geschichte der professionellen Qualitätsarbeit in der Pflege

Qualität ist seit jeher ein schwer fassbarer Begriff. Eine neutrale Definition ist gerade in der Pflegebranche besonders schwierig. Der Grund dafür liegt u. a. auch in der Geschichte der Pflege: Da gab es die »helfende Schwester« aus dem kirchlich geprägten Milieu; die Tatsache, dass Pflege immer noch überwiegend ein Frauenberuf ist und eine markante Lücke: eine fehlende Lobby für die Pflege an sich. Das alles führte zu einer recht unterschiedlichen Auslegung und Definition von »Qualität«.

Wer Laien fragt, was sie unter »Qualität in der Pflege« verstehen, erhält höchst unterschiedliche Antworten. Ein Pflegekunde mag antworten: »Dass ich gut versorgt werde und die Pflegekräfte nett zu mir sind.« Ein Angehöriger könnte sagen: »Dass mein pflegebedürftiger Angehöriger gut zu essen bekommt und auf keinen Fall an Gewicht verliert.« Eine Pflegehilfskraft könnte sagen: »Dass ich alle Pflegekunden gleich behandle und für jeden genug Zeit habe.« Und eine Pflegefachkraft versteht unter Qualität sicherlich noch etwas anderes, vielleicht, dass sie Neuaufnahmen gut begleiten kann und sich im Bereich der freiheitsentziehenden Maßnahmen fachlich fundiert auskennt.

Sie sehen, die Meinungen und Auslegungen zum Qualitätsbegriff in der Pflege sind höchst unterschiedlich und uneinheitlich. Das darf Sie allerdings auch nicht wundern, liegen die Wurzeln der professionellen Qualitätsarbeit doch gerade einmal rund 25 Jahre in der Vergangenheit.

1.1 1995 – Das Pflegeversicherungsgesetz ist da

Im Pflegeversicherungsgesetz von 1995 wurden in § 80 SGB XI zum ersten Mal »Maßstäbe und Grundsätze zur Sicherung und Weiterentwicklung der Pflegequalität« festgeschrieben: *»Die Spitzenverbände der Pflegekassen, die Bundesarbeitsgemeinschaft der überörtlichen Träger der Sozialhilfe, die Bundesvereinigung der kommunalen Spitzenverbände und die Vereinigung der Träger der Pflegeeinrichtungen auf Bundesebene* *vereinbaren gemeinsam und einheitlich unter Beteiligung des Medizinischen Dienstes der Spitzenverbände der Krankenkassen sowie unabhängiger Sachverständiger Grundsätze und Maßstäbe für die Qualität und Qualitätssicherung der ambulanten und stationären Pflege sowie die Entwicklung eines einrichtungsinternen Qualitätsmanagements, das auf eine stetige Sicherung und Weiterentwicklung der Pflegequalität ausgerichtet ist.«*

Zum ersten Mal in ihrer Geschichte wurden alle Einrichtungen der Altenhilfe zu professioneller Qualitätsarbeit angehalten. Auf einmal musste nun ein einrichtungsinternes Qualitätsmanagement eingeführt und Grundsätze und Maßstäbe von Qualitätsarbeit umgesetzt werden.

Kein ganz unproblematisches Verlangen: Die Grundsätze und Maßstäbe wurden nicht näher, geschweige denn einheitlich definiert. In der Folge ergaben externe Prüfungen des MDK (Medizinischer Dienst der Krankenversicherung) und der Heimaufsicht, dass jede Einrichtung der Altenhilfe den Gesetzestext individuell auslegte. Ein einheitlicher Standard in Sachen Qualitätsarbeit? Fehlanzeige!

Doch genau dieser einheitliche Standard ist unabdingbar. Sucht ein Pflegekunde einen stationären Pflegeplatz in einer Einrichtung in Bayern, muss er sich darauf verlassen können, dass dort dasselbe Qualitätsniveau in der pflegerischen Versorgung und Betreuung herrscht, wie in Berlin.

Auch innerhalb der Branche sollte man sich anhand gemeinsamer Anforderungen, Kennzahlen und Maßstäbe austauschen können. Für eine solche Qualitätsarbeit waren die Vorgaben im Pflegeversicherungsgesetz aber noch nicht ausgereift.

1.2 2001 – Das Pflegequalitätssicherungsgesetz ist da

Also besserte man nach und verabschiedete 2001 das Pflegequalitätssicherungsgesetz. Jetzt gab es endlich eine genauere Definition von Qualität in der Pflege. Nicht vollkommen neu, sondern man griff auf die drei Qualitätsdimensionen zurück, die Avedis Donabedian, der amerikanische Professor für Public Health, erstmals auf den Gesundheitsbereich übertragen hat.

Die erste Dimension ist die **Strukturqualität**. Darunter fallen alle Voraussetzungen, die zunächst einmal vorhanden sein müssen, damit qualitativ hochwertige Leistungen erbracht werden können, beispielsweise:

- ausreichend Personal,
- Einarbeitungskonzepte,
- Hilfsmittel.

Die zweite Qualitätsdimension ist die **Prozessqualität**. Damit ist die praktische Vorgehensweise jedes einzelnen Prozesses/in jedem einzelnen Prozess, also die fachlich korrekte Durchführung der (Pflege-)Arbeit gemeint, z. B.:

- korrekte Durchführung der Prophylaxen,
- fachlich stimmige Wundversorgungen.

Die dritte Dimension ist die **Ergebnisqualität**. Am Schluss aller Prozesse steht eine Auswertung und Überprüfung, ob durchgeführte Maßnahmen und Abläufe sinnvoll waren und das gesteckte Ziel erreicht wurde. Beispiele hierfür sind:

- Eine regelmäßige Auswertung aller Wunden von Pflegekunden: Gibt es Stagnationen oder Fortschritte im Heilungsprozess? Müssen weitere Maßnahmen ergriffen werden?
- Eine regelmäßige Auswertung aller Stürze innerhalb einer Einrichtung: Braucht es weitere Maßnahmen zur Sturzprophylaxe?

Info

Alle drei Qualitätsdimensionen haben die gleiche Wertigkeit. Bestehen in einem Bereich Probleme, tangieren diese automatisch auch die anderen beiden Bereiche.

Mit dieser genauen Definition des Qualitätsbegriffs ist die gesetzliche Pflicht zur Qualitätssicherung seit gut 20 Jahren fest verankert. Es gibt seither klare Vorgaben für die Einrichtungen der Altenhilfe.

Tab. 1: Die drei Dimensionen von Qualität nach Donabedian

Qualitätsdimension	Definition	Beispiele
1. Strukturqualität	= Bedingungen, die zur Erbringung von Qualität nötig sind **die Voraussetzung**	• ausreichend Personal, • Einarbeitungskonzepte, • vorhandene Hilfsmittel.
2. Prozessqualität	= die praktische Vorgehensweise jedes einzelnen Prozesses/in jedem einzelnen Prozess **die Durchführung**	• korrekte Durchführung der Prophylaxen, • fachlich stimmige Wundversorgung.
3. Ergebnisqualität	= das erreichte Ziel: Waren alle Maßnahmen wirksam? **die Auswertung**	• eine regelmäßige Auswertung aller Wunden von Pflegekunden: Gibt es Stagnationen oder Fortschritte im Heilungsprozess? Müssen weitere Maßnahmen ergriffen werden? • eine regelmäßige Auswertung aller Stürze innerhalb einer Einrichtung: Braucht es weitere Maßnahmen zur Sturzprophylaxe?

Die Qualitätssicherung nach dem Grundsatz »Die geleistete Arbeit muss gezielt, kontinuierlich und nachweisbar ablaufen« wurde seither von den Einrichtungen der Altenhilfe flächendeckend umgesetzt.

Allerdings: Eine gesetzliche Pflicht zur Qualitätsweiterentwicklung gab es nicht. Jede Einrichtung konnte aber ein Qualitätsmanagement betreiben, um die eigene (Pflege-)Qualität zu verbessern und sich gegenüber Wettbewerbern besser zu positionieren. Genau das taten auch viele Einrichtungen, freiwillig und mit durchaus guten Ergebnissen. Die Pflicht zum Qualitätsmanagement kam erst etwas später.

1.3 2019 – Das neue Prüfverfahren zur Erfassung, Messung und Prüfung der Qualität in der stationären Pflege

Das neue Prüfverfahren zur Erfassung, Messung und Prüfung der Qualität in der stationären Pflege verpflichtet seit 2019 alle Einrichtungen in der stationären Altenpflege zu einem echten Qualitätsmanagement. Eine längst überfällige Verpflichtung – wenn auch vorerst auf den stationären Bereich begrenzt.

Info
Seit 2019 müssen halbjährlich zu jedem Pflegekunden bestimmte Daten (sog. Versorgungsergebnisse) erhoben werden. Diese werden an die Datenauswertungsstelle (DAS) gemeldet und dort ausgewertet.

Ganz wichtig ist aber, dass die Einrichtungen selbst mit diesen Daten arbeiten. Die Versorgungsergebnisse und die daraus generierten Qualitätsindikatoren sind Kennzahlen, die der Bewertung dienen, ob ein Qualitätsziel erreicht wurde.

Definition **Begrifflichkeiten**

Versorgungsergebnisse: Daten, die die Einrichtung direkt in Form von Antworten auf 98 Fragen je Pflegekunde an die DAS meldet.

Qualitätsindikatoren: Kennzahlen, die die DAS aus den Versorgungsergebnissen generiert.

Schauen wir uns ein Beispiel ein: »Stürze in der Einrichtung«. Künftig muss halbjährlich zu jedem Pflegekunden gemeldet werden, wie oft er gestürzt ist.

Wenn in der Pflegeeinrichtung Abendrot im April 2020 bei allen Bewohnern insgesamt 20 Stürze vorkamen, im Oktober 2020 sind es aber insgesamt 60 Stürze, sagt diese Kennzahl im Zusammenhang etwas über ein erreichtes oder nicht erreichtes Qualitätsziel aus. In diesem Fall wäre die Verdreifachung der Sturzrate alarmierend und müsste dringend näher betrachtet werden.

In der Auswertung soll die Aufmerksamkeit damit auf Problembereiche gelenkt werden, die einer intensiven internen Überprüfung bedürfen.

Spätestens die Leitungsebene der Einrichtung Abendrot sollte nun die Stürze innerhalb des Jahres genau betrachten, auswerten und so herausfinden, wie diese Kennzahl einzuordnen ist:

- Hat sich die Strukturqualität verändert?
- Sind sämtliche technischen Hilfsmittel zur Sturzprophylaxe abhandengekommen?
- Gab es Veränderungen in der Prozessqualität?
- Haben alle Mitarbeiter, die wussten, wie man die Sturzprophylaxe fachlich korrekt durchführt, die Einrichtung verlassen?
- Ist die Zahl der sturzgefährdeten Bewohner stark gestiegen?

Träfe eines oder gleich mehreres davon zu, ist es keine Überraschung, dass sich die Ergebnisqualität bei der Verhinderung von Stürzen im letzten Halbjahr so massiv verändert hat.

Für die Einrichtung heißt das: Spätestens jetzt müssen passende Maßnahmen eingeleitet werden und damit schließt sich der Kreis zur internen Qualitätsarbeit.

Wichtig **Werden Sie rechtzeitig selbst tätig!**

Für stationäre Einrichtungen bedeutet dieser neue Ansatz, dass sie jetzt eine aktive Rolle im Zusammenhang mit Qualitätsbeurteilungen übernehmen. Warten Sie nicht mehr, bis eine externe Prüfbehörde kommt und Sie auf Ihre eigenen Defizite aufmerksam macht! Ihre verantwortlichen Fachkräfte sollten Defizite in der Einrichtung nun systematisch selbst erkennen und rechtzeitig Gegenmaßnahmen einleiten.

Durch die mit dem Ansatz verbundene Konzentration auf pflegefachliche Kernprozesse werden Know-how und Fachlichkeit von Fachkräften immens gestärkt. Die Bedeutung für die professionelle Pflege in Deutschland ist zudem enorm. Durch den indikatorengestützten Ansatz liegen nun auch verwertbare Kennzahlen für den Fachdiskurs innerhalb der Branche und für die breite Öffentlichkeit vor.

So neu das für die Altenpflege sein mag, so normal ist das für viele andere Branchen und Wirtschaftszweige: *»Im Jahr 2017 verzeichneten die Unternehmen in Deutschland einen ähnlich hohen Krankenstand wie im Jahr zuvor. Damit sind die Ausfallzeiten seit geraumer Zeit zum ersten Mal nicht weiter gestiegen, wie aus der Auswertung der aktuellsten Daten hervorgeht, die der Dachverband der Betriebskrankenkassen vorgelegt hat. Mit steigendem Alter treten vermehrt Verschleißerscheinungen des Muskel- und Skelettsystems auf. Dies gilt nicht nur für körperlich belastende Berufe, sondern auch für klassische Bürojobs. Seelische Leiden rangieren auf Rang zwei der wichtigsten Gründe für Krankschreibungen.«*[1]

Diese Meldung stützt sich auf erhobene Zahlen, also auf »Qualitätsindikatoren«. Nur wenn man als Branche solche Referenzwerte zur Hand hat, ist es möglich, in einem Bereich Probleme zu erkennen, Lösungen anzustreben und die Diskussion bei Bedarf auch in die Öffentlichkeit zu tragen.

Zurück zu unserem Beispiel und dem Haus Abendrot: Wenn außer in der Einrichtung Abendrot noch in 80 Prozent aller anderen stationären Einrichtungen deutschlandweit eine massive Zunahme von Stürzen bei den Pflegekunden festzustellen ist, dann ist das ein Wert, den es in der Branche als Problem zu erkennen und zu diskutieren gilt.

In den nächsten Kapiteln stelle ich Ihnen das neue Prüfverfahren zur Erfassung, Messung und Prüfung der Qualität in der stationären Pflege mit all seinen Anforderungen für die Praxis vor.

Ab Kapitel 5 erfahren Sie, wie Sie Ihr internes Qualitätsmanagement unter Berücksichtigung der neuen Anforderungen so aufbauen, dass Sie der halbjährlichen Erhebung der Versorgungsergebnisse und der neuen MDK-Prüfung in Zukunft entspannt entgegensehen können.

---

[1] Vgl. »Fehlzeiten in Deutschland stabil«, im Internet: www.iwd.de/artikel/krankenstand-in-deutschland-stabil-426328/, abgerufen am 12. 08. 2020

Pflegeversicherungsgesetz von 1995: Maßstäbe und Grundsätze zur Sicherung und Weiterentwicklung der Pflegequalität wurden erstmals festgeschrieben.

Pflegequalitätssicherungsgesetz 2001: Die bisherigen Vorgaben für Qualität wurden durch 3 Qualitätsdimensionen konkretisiert:

Strukturqualität	Prozessqualität	Ergebnisqualität
= Bedingungen, die zur Erbringung von Qualität nötig sind	= praktische Vorgehensweise; also fachlich korrekte Durchführung der Arbeit	= die Auswertung: Sind alle Maßnahmen wirksam?

Qualitätssicherung

- Dazu waren alle Einrichtungen der Altenhilfe bisher gesetzlich verpflichtet
- Grundsatz: »Die geleistete Arbeit muss gezielt, kontinuierlich und nachweisbar ablaufen.«
- wurde anlass- und nicht-anlassbezogen von der Heimaufsicht geprüft
- wurde vom Prüfdienst MDK oder PKV im Rahmen der Pflegetransparenzprüfung geprüft

Qualitätsmanagement

- war bisher keine Pflicht, sondern die Kür für die Einrichtungen
- Ziel: **K**ontinuierlicher **V**erbesserungs**P**rozess, um fortlaufend die eigene Qualität zu steigern, sich einen Wettbewerbsvorteil zu verschaffen oder eine externe Zertifizierung anzustreben

Das neue Prüfverfahrens zur Erfassung, Messung und Prüfung der Qualität in der stationären Pflege

Qualitätsindikatoren	Externe Qualitätsprüfung	Information der Einrichtung
Einrichtungen erheben halbjährlich Daten auf Basis der MuGs	durch MDK-, bzw. PKV-Prüfdienst auf Basis der Kriterien der QPR	zur Angebotsstruktur auf Basis der MuGs

→ Sowohl die kontinuierliche Qualitätssicherung, als auch das fortlaufende Qualitätsmanagement sind nun für alle Einrichtungen verpflichtend.

Abb. 1: Die Geschichte der professionellen Qualitätsarbeit in der Pflege.

2 Versorgungsergebnisse und Qualitätsindikatoren – Das müssen Sie wissen

Nach dem Ausflug in die Geschichte, der die Wurzeln und Hintergründe des neuen Prüfverfahrens erklärt hat, geht es jetzt um die Qualitätsindikatoren. Wobei »Qualitätsindikatoren« für Ihre Arbeit in der Praxis eigentlich der falsche Begriff ist. Er hat sich in der Fachwelt nun schon eingebürgert, trotzdem sollten Sie sich folgende Unterscheidung merken:

- Die Daten, die Sie halbjährlich zu jedem Pflegekunden an die zentrale Stelle melden, heißen offiziell **Versorgungsergebnisse**.
- Aus diesen Versorgungsergebnissen werden dann in der Bewertung die **Qualitätsindikatoren** generiert.

2.1 Die Versorgungsergebnisse

Was sind jetzt genau die Versorgungsergebnisse? Grob gesagt: Definierte Daten, die Sie halbjährlich zu jedem Pflegekunden erheben und an eine zentrale Stelle, die Datenauswertungsstelle (DAS), melden. Diese erhebungspflichtigen Daten sind in 98 Fragen je Pflegekunden gegliedert. 98 – diese Zahl erschlägt erst einmal, geht es Ihnen auch so? Bei näherer Betrachtung relativiert sie sich aber ein bisschen: Es wird relativ selten vorkommen, dass Sie wirklich alle 98 Fragen beantworten müssen. Oft stehen Fragen miteinander im Zusammenhang – wenn Sie dann die erste Frage mit Nein beantwortet haben, fallen die folgenden Fragen zu diesem Kapitel automatisch weg.

Ihre beiden halbjährlichen Stichtage liegen Ihnen bereits vor. Sie wurden, wie jede andere Einrichtung, vor gut 1,5 Jahren angeschrieben und mussten sich auf der Website www.das-pflege.de registrieren. Im Zuge dieser Registrierung wurde dann ein Stichtag ausgewählt und von diesem ausgehend errechnen sich automatisch alle weiteren Folgetermine.

Tipp
Nehmen Sie die Übersicht Ihrer Stichtage in Zukunft in die Urlaubsplanung in Ihrer Einrichtung mit dazu. Die in die Erhebung involvierten Mitarbeiter sollten ihre Urlaubszeiten auf diese wichtigen Termine abstimmen.

Die Datenauswertung für die Versorgungsergebnisse aller stationären Einrichtungen in Deutschland wurde an das aQua-Institut für angewandte Qualitätsförderung und Forschung im Gesundheitswesen GmbH nach öffentlicher Ausschreibung vergeben.

Die DAS ist im Rahmen der Qualitätsindikatoren für diese Aufgaben verantwortlich:

- Ihre übermittelten Daten auszuwerten,
- die übermittelten Daten auf Vollständigkeit und Plausibilität zu prüfen,
- die übermittelten Versorgungsergebnisse in Form von Qualitätsindikatoren zu generieren und diese Auswertung mittels einer Darstellung grafisch abzubilden,
- einen bundesweiten Vergleich zwischen den Ergebnissen der Heime zu erstellen.

2.1.1 Die Zeiträume der Datenerhebung im Überblick

Insgesamt vier wichtige Zeiträume müssen Sie sich merken: Den Erhebungszeitraum, die Ergebniserfassung, den Korrekturzeitraum und den Auswertungszeitraum. Um die vier Zeiträume an einem Beispiel erläutern zu können, gehe ich nun davon aus, dass der Stichtag der Erfassung Ihrer Versorgungsergebnisse der 01 .04. 2021 ist.

1. Der **Erhebungszeitraum** meint die zurückliegende 6-monatige Zeitspanne, in unserem Beispiel also der Zeitraum vom 01. 10. 2020 bis zum 31. 03. 2021. Alles, was in diesem halben Jahr bei Ihren Pflegekunden passiert ist, muss bei der Beantwortung der 98 Fragen in Ihrem Fokus sein.
2. Die **Ergebniserfassung** meint die tatsächliche Eingabe der Versorgungsergebnisse auf der Website www.das-pflege.de. Dafür haben Sie insgesamt 14 Arbeitstage Zeit.
3. Der **Korrekturzeitraum** geht über insgesamt 21 Arbeitstage. Spätestens nach sieben Tagen liegt Ihnen der Plausibilitätsbericht der DAS vor. Sie haben daraufhin 14 Tage Zeit, Ihren Datensatz zu überprüfen und die angemerkten Punkte entweder zu verbessern oder sie zu kommentieren.
4. Der **Auswertungszeitraum** am Schluss umfasst einen Zeitraum von sieben Tagen. In dieser Zeitspanne übermittelt die DAS Ihnen die endgültigen Ergebnisse.

In der Grafik (▶ Abb. 2) sehen Sie alle Zeiträume zusammengefasst in der Übersicht.

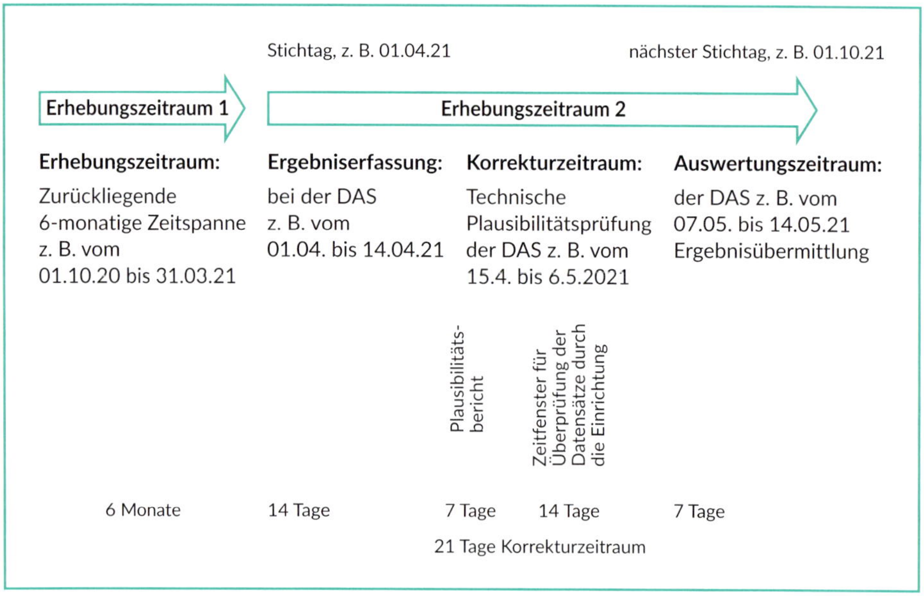

Abb. 2: Die Zeiträume der strukturierten Datenerhebung.

Wer sollte die Versorgungsergebnisse erheben?

Über diese Frage wird in der Fachwelt intensiv diskutiert. Einige Pflegekräfte sind der Meinung, dass die Erhebung der Versorgungsergebnisse Aufgabe der Bezugspflegekraft ist. Sie kennt Ihre Pflegekunden schließlich am besten und kann daher Fragen wie »Hatte der Bewohner bzw. die Bewohnerin in der Zeit seit der letzten Ergebniserfassung einen Dekubitus?« gut beantworten.

Andere Kollegen sind der Meinung, die Erhebung der Versorgungsergebnisse sollte in jedem Fall durch eine zentrale Stelle, etwa die Pflegedienstleitung oder den Qualitätsmanagementverantwortlichen erfolgen. Sie haben dafür folgende Argumente:

- Erhebt jede Pflegekraft die Daten selbst, bedeutet das auch, dass jede Pflegekraft hinreichend bezüglich des neuen Ansatzes geschult werden muss. Entsprechende Zeitfenster und Ressourcen müssen zur Verfügung gestellt werden – ist das sinnvoll und in der Praxis möglich?
- Kann jede Pflegefachkraft von ihrem Fachwissen und auch ihren technischen Fähigkeiten her, z. B. im Umgang mit dem PC, das leisten?

Davon sind die Anhänger einer zentralen Datenerhebung je Einrichtung nicht überzeugt. Wie denken Sie darüber?

Tipp

Gehen Sie den Mittelweg! Bestimmte Versorgungsergebnisse und Informationen, wie etwa die Häufigkeit von Stürzen, kann die Bezugspflegefachkraft sicher am besten erheben.
Bestandteile der Routinedokumentation (etwa Angaben über die Entstehung von Wunden, den Ernährungsstatus, Sturzfolgen und andere gesundheitliche Aspekte) müssen nicht neu erfasst werden, sondern werden lediglich zur Weiterleitung an die DAS zusammengestellt werden.

Große neue fachliche Anforderungen entstehen also eher nicht. So sind z. B. die Informationen, die im Indikatorenansatz zur Dekubitusentstehung benötigt werden, für Pflegekräfte mit einer Fachkraftqualifikation auch ohne besondere Schulungsmaßnahme nachvollziehbar.

Neue Daten, die bisher noch nicht Teil der Dokumentation waren, sollten wiederum aus fachlichen und wirtschaftlichen Gesichtspunkten zentral erhoben werden. Insbesondere die Einschätzungen der Selbstständigkeit und Fähigkeiten der Bewohner ist damit gemeint:

- Selbstständigkeit im Bereich der Mobilität,
- Kognitive und kommunikative Fähigkeiten,
- Selbstständigkeit bei Alltagsverrichtungen (Selbstversorgung),
- Selbstständigkeit bei der Gestaltung des Alltagslebens und der sozialen Kontakte.

Wie Sie bemerken, sind das Informationen über die Pflegebedürftigkeit, die aus dem Begutachtungsinstrument (BI) stammen.

Überlegen Sie: Bin ich/sind meine Mitarbeiter in diesem fachlichen Assessment (BI) fit? Kennen Sie Sinn und Hintergrund der Einschätzung, und vor allem die Vorgehensweise?

Tipp

Ich empfehle Ihnen, sich in Ihrer Einrichtung zu diesem Thema Gedanken zu machen. Wie wollen Sie die künftigen Erhebungen handhaben? Wer wird für was verantwortlich sein? Was braucht es noch an Schulungen etc., damit zum einen das fachliche Niveau stimmt, und zum anderen am Schluss jeder seinen Verantwortungsbereich bei der neuen Qualitätsdarstellung kennt?
Je klarer Sie das Ganze definieren, desto reibungsloser wird Ihre erste Qualitätserhebung ablaufen.

2.1.2 Strukturelle Informationen zur Übermittlung der Daten

Jede Einrichtung, die sich bei der DAS registriert hat, hat eine 6-stellige Nummer erhalten. Jeder Pflegekunde muss von der Einrichtung selbst pseudonymisiert werden. Fortlaufende Nummern bieten sich an, viele Einrichtungen greifen auch auf die Debitorennummern ihrer Pflegekunden zurück. Gut zu wissen: Aus Datenschutzgründen empfiehlt die DAS, dass die Debitorennummer nicht genutzt wird, stattdessen sollte ein komplett neues Nummerierungssystem je Einrichtung erarbeitet werden. Ich finde diesen Ansatz praxisfern. Verantwortliche Mitarbeiter, die die Debitorennummer kennen, unterliegen ebenso der Schweigepflicht, wie Mitarbeiter, die ein eventuell neues Nummerierungssystem kennen. Deshalb sehe ich ein mögliches Datenleck mit negativen Folgen für den Bewohner als sehr gering.

Wichtig **Keine Nummer darf zweimal vergeben werden**

Es gibt bis jetzt keine Frist zur Löschung der Daten. D. h. auch, es gibt keine Möglichkeit, dass z. B. zehn Jahre nach dem Versterben eines Pflegekunden dessen Nummer wieder »freigegeben« wird und erneut verwendet werden kann.

Ein Pflegekunde – eine Nummer, das ist der Grundsatz. Die Kombination aus der Nummer der Einrichtung und der individuellen Nummer des Pflegekunden wird dann als Pseudonym zur Übermittlung der Daten genutzt.

Beispiel **Ein Pflegekunde – eine Nummer**

Die Pflegeeinrichtung Blumenwiese erhält von der DAS die Einrichtungsnummer »123456«.
Der Pflegekunde Herr Schulze, der dort wohnt, wird von der Einrichtung anhand seiner Debitorennummer »verschlüsselt«, der 89.
Die Übermittlung der Daten von Herrn Schulze an die DAS würde dann unter dieser Nummer geschehen: 12345689.
Diese Nummer kann und wird kein zweites Mal vergeben!

2.2 Die Erhebung der Versorgungsergebnisse

Die Datenerhebung erfolgt in Form eines Fragenkatalogs. 98 Fragen je Pflegekunden gilt es zu beantworten. Das geschieht online über die Website www.das-pflege.de. Es gibt keine Möglichkeit, die Datenerhebung handschriftlich oder in Papierform durchzuführen.

Die Anmeldung auf der Website verläuft folgendermaßen:

1. Jede Einrichtung hat den Zugang als Administrator. Der Administrator ist dafür verantwortlich, die Bewohnerdaten anzulegen oder nach Versterben oder einem Einrichtungswechsel die Bewohnerdaten als »inaktiv« zu melden.
2. Jede Einrichtung hat einen weiteren Zugang für die Datenerhebung.

Im Folgenden stelle ich Ihnen für diese Datenerhebung nun alle 98 Fragen vor. Los geht's!

2.2.1 Allgemeine Angaben

1. Individuelle Nummer/ID der Einrichtung

Diese Frage beantwortet sich mit Ihrem Einloggen auf der Website von selbst, denn Sie sind ja bereits registriert – wie alle anderen Einrichtungen auch. Bevor Sie die Daten zu einem Pflegekunden eingeben können, muss der Administrator Ihrer Einrichtung zunächst den Pflegekunden mit einigen individuellen Daten einpflegen. Ist dieser Prozess abgeschlossen, liegen die eben beschriebenen Stammdaten schon automatisch vor, wenn Sie mit der eigentlichen Erhebung starten. Neben der individuellen Nummer gehören dazu auch die Fragen 2–8:

2. Wohnbereich

3. Individuelle Nummer/ID des Bewohners

4. Datum der Erhebung

5. Datum des Einzugs (Beginn der vollstationären Versorgung)

6. Geburtsmonat des Bewohners

7. Geburtsjahr des Bewohners

8. Geschlecht

9. Pflegegrad
Geben Sie den aktuellen Pflegegrad Ihres Bewohners an. Hier zählt nur der aktuell vom Gutachter bestimmte Grad, eventuell laufende Höhergraduierungsprozesse lassen Sie erst einmal nicht mit einfließen.

Tipp
Prüfen Sie die Möglichkeit technischer Schnittstellen zwischen Ihrem EDV-Dokumentationssystem und der Website des aQua-Instituts. In der Regel bieten alle großen Anbieter der EDV-Dokumentationssysteme die Voraussetzungen dazu bereits an, möglicherweise muss Ihre IT hier aber noch ein bestimmtes Programm hinzukaufen oder freischalten.

Schnittstellen machen die Arbeit leichter! Ihre Verwaltung hinterlegt ja routinemäßig den Beginn der vollstationären Versorgung bei jedem Pflegekunden. Gibt es nun eine technische Schnittstelle, brauchen Sie dieses Datum in Zukunft nicht mehr umständlich zu recherchieren, sondern es wird automatisch in die Datenerhebung des Pflegekunden übermittelt. Das erspart eine Menge Arbeit bei der Erhebung der Versorgungsergebnisse!

Wichtig **...und jetzt ist Ihre Datenerhebung schon vorbei!**

Im Anschluss an die Beantwortung werden Sie aufgefordert zu prüfen, ob möglicherweise ein Ausschlussgrund auf Ihren Bewohner zutrifft. Sollte das der Fall sein, setzen Sie im entsprechenden Feld einen Haken – und die Erhebung der Versorgungsergebnisse ist für diesen Bewohner bereits jetzt beendet.

Vier Ausschlussgründe gibt es insgesamt, diese sind wie folgt definiert:

1. Das **Einzugsdatum**: Liegt dieses weniger als 14 Tage vor dem Stichtag zurück, fällt der Bewohner für diese Erhebung heraus.
2. Der **Status**: Befindet sich der Bewohner im Status der Verhinderungs- oder Kurzzeitpflege, sind ebenfalls keine Daten zu übermitteln.
3. Die **palliative Versorgung**: Hat ein Arzt diagnostiziert, dass sich der Bewohner in der Sterbephase befindet, werden die Bewohner-Daten nicht mehr erhoben.
4. Die **Anwesenheit**: Hält sich der Bewohner seit mindestens 21 Tagen vor dem Stichtag nicht mehr in der Einrichtung auf, etwa wegen einer längeren Krankenhausbehandlung oder einem längeren Urlaub, sind keine Daten zu übermitteln.

Trifft auf Ihren Bewohner kein Ausschlussgrund zu, erheben Sie die weiteren Daten ab Frage 10.

10. Ist es bei dem Bewohner seit der letzten Ergebniserfassung zu einem Apoplex gekommen?

11. Wenn Ja: Bitte Datum angeben.

Beantworten Sie diese Fragen mit Ja, sollten Sie bei der nächsten Frage das Datum des Ereignisses einfügen. Sollte Ihnen das taggenaue Datum nicht bekannt sein, geben Sie in diesem Fall immer die Mitte des betreffenden Monats ein.

Beispiel **Der Apoplex von Frau Meyer**

Ihre Bewohnerin Frau Meyer erlitt im August 2020 während eines Krankenhausaufenthaltes einen Apoplex. Sie können leider aus der Dokumentation genaue das Datum nicht erkennen, weil es im Entlassungsbrief nicht explizit genannt wurde. Also notieren Sie bei der Datenerhebung bei der Frage nach dem Datum: 15.08.2020 (die Mitte des betreffenden Monats).

Die Fragen 12–17 beantworten Sie alle nach diesem Muster.

12. Ist es bei dem Bewohner seit der letzten Ergebniserfassung zu einer Fraktur gekommen?

13. Wenn Ja: Bitte Datum angeben.

14. Ist es bei dem Bewohner seit der letzten Ergebniserfassung zu einem Herzinfarkt gekommen?

15. Wenn Ja: Bitte Datum angeben.

16. Ist es bei dem Bewohner seit der letzten Ergebniserfassung zu einer Amputation gekommen?

17. Wenn Ja: Bitte Datum angeben.

18. Wurde der Bewohner bzw. die Bewohnerin seit der letzten Ergebniserfassung in einem Krankenhaus behandelt?

19. Wenn Ja: Geben Sie bitte den Zeitraum des Krankenhausaufenthaltes ein.
Beginn Datum Aufenthalt

20. Ende Datum Aufenthalt
Zu Frage 19 und 20: Sollte Ihr Bewohner mehrere Krankenhausaufenthalte hinter sich haben, müssen Sie für die Eingabe den Aufenthalt mit der längsten Dauer auswählen – so die offizielle Vorgabe.

21. Bei mehreren Krankenhausaufenthalten: Bitte Anzahl der Krankenhausaufenthalte seit der letzten Ergebniserfassung angeben.

22. Bitte Gesamtzahl der Tage angeben, die der Bewohner bei diesen Aufenthalten im Krankenhaus verbracht hat.

23. Wird der Bewohner beatmet?
Wählen Sie zwischen diesen drei Antwortmöglichkeiten aus:

1. Ja, invasive Beatmung
2. Ja, aber nicht invasiv
3. Nein

»Invasive Beatmung« trifft immer dann zu, wenn die Beatmung durch eine Trachealkanüle erfolgt. Bei allen anderen Formen der Beatmung wählen Sie die Antwortmöglichkeit »nicht invasiv« aus.

24. Bewusstseinszustand des Bewohners

Beschreiben Sie bei dieser Frage den Bewusstseinszustand Ihres Bewohners. Er kann entweder wach, schläfrig, somnolent oder komatös sein oder sich im Wachkoma befinden.

Geben Sie hier immer die für den Bewohner charakteristische Situation an, nicht eine Ausnahmesituation, die z. B. aufgrund einer akuten Erkrankung auftreten kann.

Steht eine Verschlechterung in keinem Zusammenhang mit einer Ausnahmesituation, so ist davon auszugehen, dass es sich um einen bleibenden Zustand (»charakteristisch«) handelt. Als Hilfe für die Einordnung können Sie gern die folgende Übersicht (▸ Tab. 2) zu Rate ziehen.

Tab. 2: Übersicht: Bewusstseinszustände des Pflegekunden

Zustand	Erläuterung
Wach	Der Bewohner ist ansprechbar und kann an Aktivitäten teilnehmen.
Schläfrig	Der Bewohner ist ansprechbar und gut erweckbar, wirkt jedoch müde und ist verlangsamt in seinen Handlungen.
Somnolent	Der Bewohner ist sehr schläfrig und kann nur durch starke äußere Reize geweckt werden, z. B. kräftiges Rütteln an der Schulter oder mehrfaches, sehr lautes Ansprechen.
Komatöse	Der Bewohner kann durch äußere Reize nicht mehr geweckt werden.
Wachkoma	Dies trifft nur dann zu, wenn die entsprechende ärztliche Diagnose vorliegt.

25. Bitte kreuzen Sie an, welche ärztlichen Diagnosen für den Bewohner vorliegen.

Eine Mehrfachnennung ist möglich. Sie haben die Auswahl unter:

- bösartige Tumorerkrankung
- Tetraplegie/Tetraparese
- Chorea Huntington
- Apallisches Syndrom
- Diabetes Mellitus
- Demenz

- Morbus Parkinson
- Osteoporose
- Multiple Sklerose
- oder keine der angegebenen

Wichtig

Die Diagnose muss durch einen Arzt gestellt und dokumentiert worden sein.

2.2.2 Angaben zur pflegerischen Versorgung mit Hilfe der Module des Begutachtungsinstruments

Die nächsten 39 Fragen beziehen sich direkt auf die Module des Begutachtungsinstruments (BI). Sie schätzen die Fähigkeiten und Einschränkungen Ihres Bewohners in den Modulen 1 (Mobilität), 2 (kognitive und kommunikative Fähigkeiten), 4 (Selbstversorgung) und 6 (Gestaltung des Alltagslebens und sozialer Kontakte) ein.

Wichtig **Kennen Sie sich bei den Unterscheidungen aus?**

Die größte Herausforderung im Umgang mit dem Begutachtungsinstrument sind die spezifischen Definitionen der Kategorien. Wie unterscheiden sich diese beispielsweise im Bereich Modul 1? Dort gilt es, die verschiedenen Mobilitätskategorien des Bewohners als selbstständig, überwiegend selbstständig, überwiegend unselbstständig oder unselbstständig einzuschätzen.

Wann fällt ein Bewohner in welche Kategorie? Das können Sie im Folgenden nachlesen und sich damit vertraut machen. Nicht nur bei der Datenerhebung der Qualitätsindikatoren sollte Sie das fachliche Know-how dazu haben, auch beim Pflegegradmanagement brauchen Sie dieses Hintergrundwissen[2] immer wieder.

Modul 1: Mobilität

Die Einschätzung richtet sich ausschließlich danach, ob der Bewohner in der Lage ist, ohne personelle Unterstützung eine Körperhaltung einzunehmen/zu wechseln und sich fortzubewegen. Zu beurteilen sind hier ausschließlich motorische Aspekte wie Körperkraft, Balance, Bewegungskoordination etc. und nicht die zielgerichtete Fortbewegung.

[2] Vgl. Institut für Pflegewissenschaft an der Universität Bielefeld 2019

Hier werden **nicht** die Folgen kognitiver Beeinträchtigungen auf Planung, Steuerung und Durchführung von motorischen Handlungen abgebildet. Das ist ganz wichtig: Schätzen Sie hier wirklich nur die körperlichen Fähigkeiten des Bewohners ein – und nicht, ob er kognitiv dazu in der Lage ist. Die Einschränkungen in diesem Bereich werden im BI-Modul 2 eingeschätzt.

Frage 26: Positionswechsel im Bett (Einnehmen von verschiedenen Positionen im Bett, Drehen um die Längsachse, Aufrichten aus dem Liegen)

Selbständig: Selbständig ist der Bewohner, wenn er seine Position unter Nutzung von Hilfsmitteln (Aufrichthilfe, Bettseitenteil, Strickleiter, elektrisch verstellbares Bett) allein verändern kann.

Überwiegend selbständig: Der Bewohner kann etwa nach Anreichen eines Hilfsmittels oder Reichen der Hand seine Lage im Bett verändern.

Überwiegend unselbständig: Der Bewohner kann beim Positionswechsel nur wenig mithelfen, sich z. B. auf den Rücken rollen, am Bettgestell festhalten, Aufforderungen wie z. B. »Bitte die Arme vor der Brust verschränken und den Kopf auf die Brust legen« folgen.

Unselbständig: Der Bewohner kann sich beim Positionswechsel nicht oder nur minimal beteiligen.

Frage 27: Halten einer stabilen Sitzposition (sich auf einem Bett, Stuhl oder Sessel aufrecht halten)

Selbständig: Selbständig ist der Bewohner auch dann, wenn er beim Sitzen gelegentlich seine Sitzposition korrigieren muss.

Überwiegend selbständig: Der Bewohner kann sich nur kurz, zum Beispiel für die Dauer einer Mahlzeit oder eines Waschvorgangs selbständig in der Sitzposition halten, darüber hinaus benötigt er aber personelle Unterstützung zur Positionskorrektur.

Überwiegend unselbständig: Der Bewohner kann sich wegen eingeschränkter Rumpfkontrolle auch mit Rücken- und Seitenstütze nicht in aufrechter Position halten und benötigt auch während der Dauer einer Mahlzeit oder eines Waschvorgangs personelle Unterstützung zur Positionskorrektur.

Unselbständig: Der Bewohner kann sich nicht in einer Sitzposition halten. Bei fehlender Rumpf- und Kopfkontrolle kann er nur im Bett oder Lagerungsstuhl liegend gelagert werden.

Frage 28: Sich umsetzen (von einer erhöhten Sitzfläche, Bettkante, Stuhl, Sessel, Bank, Toilette etc. aufstehen und sich auf einen Rollstuhl, Toilettenstuhl, Sessel o. Ä. umsetzen)

Selbständig: Selbständig ist der Bewohner auch dann, wenn er keine personelle Hilfe benötigt, aber ein Hilfsmittel oder einen anderen Gegenstand zum Festhalten oder Hochziehen (z. B. Griffstangen) benutzt oder sich auf Tisch, Armlehnen oder sonstigen Gegenständen abstützen muss, um aufzustehen. Als selbständig ist auch zu bewerten, wer zwar nicht stehen kann, aber sich mit Armkraft ohne personelle Hilfe umsetzen kann (z. B. Bett – Rollstuhl, Rollstuhl – Toilette).

Überwiegend selbständig: Der Bewohner kann aus eigener Kraft aufstehen oder sich umsetzen, wenn er eine Hand oder einen Arm gereicht bekommt.

Überwiegend unselbständig: Sie als Pflegekraft müssen beim Aufstehen, Umsetzen (erheblichen) Kraftaufwand aufbringen (hochziehen, halten, stützen, heben). Der Bewohner hilft jedoch in geringem Maße mit, kann z. B. kurzzeitig stehen.

Unselbständig: Der Bewohner muss gehoben oder getragen werden, Mithilfe ist nicht möglich.

Frage 29: Fortbewegen innerhalb des Wohnbereichs (sich innerhalb einer Wohnung oder im Wohnbereich einer Einrichtung zwischen den Zimmern sicher bewegen; als Anhaltsgröße für übliche Gehstrecken innerhalb einer Wohnung werden mindestens acht Meter festgelegt)

Selbständig: Der Bewohner kann sich ohne Hilfe durch andere Personen fortbewegen. Dies kann ggf. unter Nutzung von Hilfsmitteln, z. B. Rollator, Rollstuhl oder sonstigen Gegenständen, z. B. Stock oder Möbelstück, geschehen.

Überwiegend selbständig: Der Bewohner kann die Aktivität überwiegend selbständig durchführen. Personelle Hilfe ist beispielsweise erforderlich im Sinne von Bereitstellen von Hilfsmitteln (z. B. Rollator oder Gehstock), Beobachtung aus Sicherheitsgründen oder gelegentlichem Stützen, Unterhaken.

Überwiegend unselbständig: Der Bewohner kann nur wenige Schritte gehen oder sich mit dem Rollstuhl nur wenige Meter fortbewegen oder kann nur mit Stützung oder Festhalten einer Pflegekraft gehen. Auch wenn sich der Pflegekunde darüber hinaus aus eigenem Willen in seinem Wohnraum krabbelnd oder robbend fortbewegen kann, ändert dies nichts an der Bewertung als »überwiegend unselbständig«.

Unselbständig: Der Bewohner muss getragen oder vollständig im Rollstuhl geschoben werden.

Frage 30: Treppensteigen (überwinden von Treppen zwischen zwei Etagen, wichtig: Das Treppensteigen ist unabhängig von der individuellen Wohnsituation zu bewerten, nur ob der Bewohner es kann oder nicht, auch wenn keine Treppen in der Einrichtung vorhanden sind.)

Selbständig: Der Bewohner kann ohne Hilfe durch andere Personen in aufrechter Position eine Treppe steigen.

Überwiegend selbständig: Der Bewohner kann eine Treppe alleine steigen, benötigt aber Begleitung wegen eines Sturzrisikos.

Überwiegend unselbständig: Treppensteigen ist nur mit Stützen oder Festhalten des Bewohners möglich.

Unselbständig: Der Bewohner muss getragen oder mit Hilfsmitteln transportiert werden, keine Eigenbeteiligung.

Modul 2: Kognitive und kommunikative Fähigkeiten

Ihre Einschätzung bezieht sich bei den folgenden Merkmalen ausschließlich auf die kognitiven Funktionen und Aktivitäten. Sie beurteilen hier also lediglich Aspekte wie Erkennen, Entscheiden oder Steuern etc. und nicht die motorische Umsetzung. Bei den Kriterien zur Kommunikation müssen Sie auch die Auswirkungen von Hör-, Sprech- oder Sprachstörungen berücksichtigen.

Frage 31: Erkennen von Personen aus dem näheren Umfeld (Fähigkeit, Personen aus dem näheren Umfeld wiederzuerkennen, d. h. Menschen, zu denen im Alltag regelmäßig ein direkter Kontakt besteht. Dazu gehören z. B. Familienmitglieder, Nachbarn, aber auch Pflegekräfte.)

Fähigkeit vorhanden: Der Bewohner erkennt andere Personen aus seinem näheren Umfeld unmittelbar.

Fähigkeit größtenteils vorhanden: Der Bewohner erkennt bekannte Personen beispielsweise erst nach einer längeren Zeit des Kontaktes in einem Gespräch oder er hat Schwierigkeiten, wenn auch nicht täglich, aber doch in regelmäßigen Abständen, vertraute Personen zu erkennen.

Fähigkeit in geringem Maße vorhanden: Die aus dem näheren Umfeld stammenden Personen werden nur selten erkannt oder die Fähigkeit hängt ggf. von der Tagesform ab, d. h. die Fähigkeit unterliegt im Zeitverlauf erheblichen Schwankungen.

Fähigkeit nicht vorhanden: Auch Familienmitglieder werden nicht oder nur ausnahmsweise erkannt.

Frage 32: Örtliche Orientierung (Fähigkeit, sich in der räumlichen Umgebung zurechtzufinden, andere Orte gezielt anzusteuern und zu wissen, wo man sich befindet.)

Fähigkeit vorhanden: Der Bewohner weiß, in welcher Stadt, auf welchem Stockwerk und ggf. in welcher Einrichtung er sich befindet. Er kennt sich in den regelmäßig genutzten Räumlichkeiten aus.
Ein Verirren in den Räumlichkeiten im Wohnbereich einer Einrichtung kommt nicht vor und der Bewohner findet sich auch in der näheren außerhäuslichen Umgebung zurecht. Er weiß beispielsweise, wie er zu benachbarten Geschäften, zu einer Bushaltestelle oder zu einer anderen nahe gelegenen Örtlichkeit gelangt.

Fähigkeit größtenteils vorhanden: Es bestehen Schwierigkeiten, sich in der außerhäuslichen Umgebung zu orientieren, beispielsweise nach Verlassen des Hauses wieder den Weg zurückzufinden. In den eigenen Wohnräumen existieren solche Schwierigkeiten hingegen nicht.

Fähigkeit in geringem Maße vorhanden: Der Bewohner hat auch in einer gewohnten Wohnumgebung Schwierigkeiten, sich zurechtzufinden. Regelmäßig genutzte Räumlichkeiten und Wege in der Wohnumgebung werden nicht immer erkannt.

Fähigkeit nicht vorhanden: Selbst in der eigenen Wohnumgebung ist der Bewohner regelmäßig auf Unterstützung angewiesen, um sich zurechtzufinden.

Frage 33: Zeitliche Orientierung (Fähigkeit, zeitliche Strukturen zu erkennen Dazu gehören Uhrzeit, Tagesabschnitte, Jahreszeiten und die zeitliche Abfolge des eigenen Lebens.)

Fähigkeit vorhanden: Die zeitliche Orientierung ist ohne nennenswerte Beeinträchtigungen vorhanden.

Fähigkeit größtenteils vorhanden: Der Bewohner ist die meiste Zeit über zeitlich orientiert, aber nicht durchgängig. Er hat z. B. Schwierigkeiten, ohne äußere Orientierungshilfen (Uhr, Dunkelheit etc.) den Tagesabschnitt zu bestimmen.

Fähigkeit in geringem Maße vorhanden: Die zeitliche Orientierung ist die meiste Zeit nur in Ansätzen vorhanden. Der Bewohner ist auch unter Nutzung äußerer Orientierungshilfen zumeist nicht in der Lage, Tageszeiten zu erkennen, zu denen regelmäßig bestimmte Ereignisse stattfinden, z. B. Mittagessen.

Fähigkeit nicht vorhanden: Das Verständnis für zeitliche Strukturen und Abläufe ist kaum oder nicht vorhanden.

Frage 34: Erinnern an wesentliche Ereignisse oder Beobachtungen (Fähigkeit, sich an kurz und auch länger zurückliegende Ereignisse oder Beobachtungen zu erinnern. Dazu gehört, dass der Bewohner z. B. weiß, was er zum Frühstück gegessen hat oder mit welchen Tätigkeiten er den Vormittag verbracht hat. Im Hinblick auf das Langzeitgedächtnis geht es bei Erwachsenen z. B. um die Kenntnis des Geburtsjahres, des Geburtsorts oder wichtiger Bestandteile des Lebensverlaufs wie Eheschließung und Berufstätigkeit.)

Fähigkeit vorhanden: Der Bewohner kann über kurz zurückliegende Ereignisse Auskunft geben oder durch Handlungen und Gesten signalisieren, dass er sich erinnert.

Fähigkeit größtenteils vorhanden: Der Bewohner hat Schwierigkeiten, sich an manche, kurz zurückliegenden, Ereignisse zu erinnern, oder muss hierzu länger nachdenken, er hat aber keine nennenswerten Probleme, sich an Ereignisse aus der eigenen Lebensgeschichte zu erinnern.

Fähigkeit in geringem Maße vorhanden: Der Bewohner vergisst kurz zurückliegende Ereignisse häufig. Nicht alle, aber wichtige Ereignisse aus der eigenen Lebensgeschichte sind (noch) präsent.

Fähigkeit nicht vorhanden: Der Bewohner ist nicht (oder nur selten) in der Lage, sich an Ereignisse, Dinge oder Personen aus der eigenen Lebensgeschichte zu erinnern.

Frage 35: Steuern von mehrschrittigen Alltagshandlungen (Fähigkeit, zielgerichtete Handlungen des Lebensalltags, die eine Abfolge von Teilschritten umfassen, zu steuern Die Betonung liegt in diesem Fall auf dem Begriff Alltagshandlungen. Gemeint sind zielgerichtete Handlungen, die diese Person täglich oder nahezu täglich im Lebensalltag durchführt oder durchgeführt hat, wie z. B. das komplette Ankleiden, Kaffeekochen oder Tischdecken.)

Fähigkeit vorhanden: Der Bewohner ist in der Lage, die erforderlichen Handlungsschritte selbständig in der richtigen Reihenfolge auszuführen oder zu steuern, so dass das angestrebte Ergebnis der Handlung erreicht wird.

Fähigkeit größtenteils vorhanden: Der Bewohner verliert manchmal den Faden und vergisst, welcher Handlungsschritt der nächste ist. Erhält er dabei eine Erinnerungshilfe, kann er die Handlung aber selbständig fortsetzen.

Fähigkeit in geringem Maße vorhanden: Der Bewohner hat erhebliche Schwierigkeiten. Er verwechselt regelmäßig die Reihenfolge der einzelnen Handlungsschritte oder vergisst einzelne, notwendige Handlungsschritte.

Fähigkeit nicht vorhanden: Mehrschrittige Alltagshandlungen werden erst gar nicht begonnen oder nach den ersten Versuchen aufgegeben.

Frage 36: Treffen von Entscheidungen im Alltagsleben (Fähigkeit, folgerichtige und geeignete Entscheidungen im Alltag zu treffen. Dazu gehört z. B. die dem Wetter angepasste Auswahl von Kleidung, die Entscheidung über die Durchführung von Aktivitäten wie Einkaufen, Familienangehörige oder Freunde anrufen, einer Freizeitbeschäftigung nachgehen. Zu klären ist hier die Frage, ob die Entscheidungen folgerichtig sind, d. h. geeignet sind, das angestrebte Ziel zu erreichen oder ein gewisses Maß an Sicherheit und Wohlbefinden oder Bedürfnisbefriedigung zu gewährleisten, z. B. warme Kleidung.)

Fähigkeit vorhanden: Der Bewohner kann auch in unbekannten Situationen folgerichtige Entscheidungen treffen, beispielsweise beim Umgang mit unbekannten Personen, die an der Haustür klingeln.

Fähigkeit größtenteils vorhanden: Im Rahmen der Alltagsroutinen oder in zuvor besprochenen Situationen können Entscheidungen getroffen werden, der Bewohner hat aber Schwierigkeiten in unbekannten Situationen.

Fähigkeit in geringem Maße vorhanden: Der Bewohner trifft zwar Entscheidungen, diese Entscheidungen sind jedoch in der Regel nicht geeignet, ein bestimmtes Ziel zu erreichen. Dies ist beispielsweise der Fall, wenn die Person mit nur leichter Bekleidung bei winterlichen Temperaturen im Freien spazieren gehen will. Weiterhin liegt eine schwere Beeinträchtigung vor, wenn die Person nur mit Unterstützung in Form von Anleitung, Aufforderung, Aufzeigen von Handlungsalternativen in der Lage ist, Entscheidungen zu treffen.

Fähigkeit nicht vorhanden: Der Bewohner kann Entscheidungen auch mit Unterstützung nicht mehr oder nur selten treffen. Er zeigt keine deutbare Reaktion auf das Angebot mehrerer Entscheidungsalternativen.

Frage 37: Verstehen von Sachverhalten und Informationen (Fähigkeit, Sachverhalte zu verstehen und Informationen inhaltlich einordnen zu können Hier geht es um Ereignisse und Inhalte, die Bestandteil des Alltagslebens der meisten Menschen sind. Gemeint ist etwa die Fähigkeit, zu erkennen, dass man sich in einer bestimmten Situation befindet, z. B. gemeinschaftliche Aktivitäten mit anderen Menschen, Versorgung durch eine Pflegekraft, MDK-Begutachtung sowie die Fähigkeit, Informationen zum Tagesgeschehen aus den Medien, z. B. Fernsehgerät, Tageszeitung, aufzunehmen und inhaltlich zu verstehen. Gleiches gilt für mündlich von anderen Personen übermittelte Informationen.)

Fähigkeit vorhanden: Der Bewohner kann Sachverhalte und Informationen aus dem Alltagsleben ohne nennenswerte Probleme verstehen.

Fähigkeit größtenteils vorhanden: Der Bewohner kann einfache Sachverhalte und Informationen nachvollziehen, hat bei komplizierteren jedoch Schwierigkeiten.

Fähigkeit in geringem Maße vorhanden: Der Bewohner kann auch einfache Informationen häufig nur nachvollziehen, wenn sie wiederholt erklärt werden. Eine schwere Beeinträchtigung liegt auch dann vor, wenn das Verständnis sehr stark von der Tagesform abhängt.

Fähigkeit nicht vorhanden: Der Bewohner gibt weder verbal noch nonverbal zu erkennen, dass er Situationen und übermittelte Informationen verstehen kann.

Frage 38: Erkennen von Risiken und Gefahren (Fähigkeit, Risiken und Gefahren zu erkennen. Dazu gehören Gefahren wie Strom- und Feuerquellen, Barrieren und Hindernisse auf dem Fußboden bzw. auf Fußwegen, eine problematische Beschaffenheit des Bodens oder Gefahrenzonen in der außerhäuslichen Umgebung.)

Fähigkeit vorhanden: Der Bewohner kann solche Risiken und Gefahrenquellen im Alltagsleben ohne weiteres erkennen, auch wenn er ihnen aus anderen Gründen (z. B. aufgrund von somatischen Beeinträchtigungen) nicht aus dem Weg gehen kann.

Fähigkeit größtenteils vorhanden: Der Bewohner erkennt meist nur solche Risiken und Gefahren, die sich in der vertrauten innerhäuslichen Wohnumgebung wiederfinden. Es bestehen aber beispielsweise Schwierigkeiten, Risiken im Straßenverkehr angemessen einzuschätzen oder Gefährdungen in ungewohnter Umgebung zu erkennen.

Fähigkeit in geringem Maße vorhanden: Der Bewohner kann auch Risiken und Gefahren, denen er häufig auch in der Wohnumgebung begegnet, oft nicht als solche erkennen.

Fähigkeit nicht vorhanden: Der Bewohner kann Risiken und Gefahren so gut wie gar nicht erkennen.

Frage 39: Mitteilen von elementaren Bedürfnissen (Fähigkeit, elementare Bedürfnisse verbal oder nonverbal mitzuteilen. Das beinhaltet, sich bei Hunger oder Durst, Schmerzen oder Frieren bemerkbar zu machen. Bei Sprachstörungen kann dies ggf. durch Laute, Mimik oder Gestik bzw. unter Nutzung von Hilfsmitteln erfolgen.)

Fähigkeit vorhanden: Der Bewohner kann Bedürfnisse äußern.

Fähigkeit größtenteils vorhanden: Der Bewohner kann auf Nachfrage elementare Bedürfnisse äußern, er äußert Bedürfnisse aber nicht immer von sich aus.

Fähigkeit in geringem Maße vorhanden: Elementare Bedürfnisse sind nur aus nonverbalen Reaktionen (Mimik, Gestik, Lautäußerungen) ableitbar, ggf. nach oder durch entsprechende(r) Stimulation; oder der Bewohner äußert von sich aus keine elementaren Bedürfnisse, muss dazu ständig angeleitet werden, kann aber Zustimmung oder Ablehnung deutlich machen.

Fähigkeit nicht vorhanden: Der Bewohner äußert nicht oder nur sehr selten Bedürfnisse, auch nicht in nonverbaler Form. Er kann weder Zustimmung noch Ablehnung deutlich machen.

Frage 40: Verstehen von Aufforderungen (Fähigkeit, Aufforderungen in Hinblick auf alltägliche Grundbedürfnisse zu verstehen. Zu den alltäglichen Grundbedürfnissen gehören z. B. Essen, Trinken, sich kleiden, sich beschäftigen.)

Fähigkeit vorhanden: Aufforderungen und Bitten zu alltäglichen Grundbedürfnissen werden ohne weiteres verstanden.

Fähigkeit größtenteils vorhanden: Einfache Bitten und Aufforderungen, wie z. B. »Setz dich bitte an den Tisch!«, »Zieh dir die Jacke über!«, »Komm zum Essen!«, »Prosit!« werden verstanden, Aufforderungen in nicht alltäglichen Situationen müssen erklärt werden. Ggf. sind besonders deutliche Ansprache, Wiederholungen, Zeichensprache, Gebärdensprache oder Schrift erforderlich, um Aufforderungen verständlich zu machen.

Fähigkeit in geringem Maße vorhanden: Der Bewohner kann Aufforderungen und Bitten meist nicht verstehen, wenn diese nicht wiederholt geäußert und erläutert werden. Das Verständnis ist sehr von der Tagesform abhängig. Er zeigt aber Zustimmung oder Ablehnung gegenüber nonverbalen Aufforderungen, z. B. Berührungen oder Geleiten an den Esstisch.

Fähigkeit nicht vorhanden: Der Bewohner kann Anleitungen und Aufforderungen kaum oder nicht verstehen.

Frage 41: Beteiligen an einem Gespräch (Fähigkeit, in einem Gespräch Gesprächsinhalte aufzunehmen, sinngerecht zu antworten und zur Weiterführung des Gesprächs Inhalte einzubringen.)

Fähigkeit vorhanden: Der Bewohner kommt sowohl in Einzel- als auch in Gesprächen kleiner Gruppen gut zurecht. Er zeigt im Gespräch Eigeninitiative, Interesse und beteiligt sich, wenn vielleicht auch nur auf direkte Ansprache hin. Seine Äußerungen passen zu den Inhalten des Gesprächs.

Fähigkeit größtenteils vorhanden: Der Bewohner kommt in Gesprächen mit einer Person gut zurecht, in Gruppen ist er jedoch meist überfordert und verliert den Faden. Wortfindungsstörungen treten ggf. regelmäßig auf. Der Pflegekunde ist häufig auf besonders deutliche Ansprache oder Wiederholung von Worten, Sätzen angewiesen.

Fähigkeit in geringem Maße vorhanden: Der Bewohner kann auch einem Gespräch nur mit einer Person kaum folgen oder er kann sich nur wenig oder mit einzelnen Worten beteiligen. Der Bewohner zeigt nur wenig Eigeninitiative, reagiert aber auf Ansprache oder Fragen mit wenigen Worten, z. B. mit ja oder nein; der Bewohner beteiligt sich am Gespräch, weicht aber in aller Regel vom Gesprächsinhalt ab (führt mehr ein Selbstgespräch) oder es besteht leichte Ablenkbarkeit durch Umgebungseinflüsse.

Fähigkeit nicht vorhanden: Ein Gespräch mit dem Bewohner, das über einfache Mitteilungen hinausgeht, ist auch unter Einsatz nonverbaler Kommunikation kaum oder nicht möglich.

Modul 4: Selbstversorgung

Bei diesem Modul erfassen Sie zunächst besondere Bedarfsaspekte. Dazu gehören die parenterale Ernährung oder die Ernährung über eine Sonde, die künstliche Harn- oder Stuhlableitung sowie Störungen der Blasen- und Darmkontrolle in ihren Ausprägungsgraden.

Frage 42: Erfolgt die Ernährung des Bewohners parenteral oder über eine Sonde?
Wählen Sie zwischen den Antwortmöglichkeiten Nein oder Ja aus. Ja kreuzen Sie an, wenn Ihr Bewohner beispielsweise über einen Port, über eine perkutane endoskopische Gastrostomie (PEG), eine perkutane endoskopische Jejunostomie (PEJ) oder eine nasale Magensonde ernährt wird.

Frage 43: Wenn Ja: In welchem Umfang erfolgt eine künstliche Ernährung?

1. nicht täglich oder nicht dauerhaft
2. täglich, aber zusätzlich zur oralen Ernährung
3. ausschließlich oder nahezu ausschließlich künstliche Ernährung

Nur einer dieser drei Antwortmöglichkeiten stehen Ihnen zur Verfügung. Eine Mehrfachnennung ist nicht möglich.

Frage 44: Erfolgt die Bedienung selbstständig oder mit Fremdhilfe?
Eine der beiden Antwortmöglichkeiten kreuzen Sie an.

Frage 45: Blasenkontrolle/Harnkontinenz
Gemeint ist hier, Harndrang zu verspüren und so rechtzeitig zu äußern, dass die Blasenentleerung geregelt werden kann. Jegliche Art von unwillkürlichem Harnabgang ist zu berücksichtigen, unabhängig von der Ursache. Zu erfassen ist hier vorrangig die Kontrolle der Blasenentleerung, die Steuerung der Blasenentleerung, die Vermeidung unwillkürlicher Harnabgänge, ggf. mit personeller Hilfe.

Unter den folgende Merkmalsausprägungen können Sie wählen:

- Der Bewohner hat ein Katheter oder ein Urostoma.
- Ständig kontinent: keine unwillkürlichen Harnabgänge.
- Überwiegend kontinent: maximal einmal täglich unwillkürlicher Harnabgang oder Tröpfcheninkontinenz.
- Überwiegend inkontinent: mehrmals täglich unwillkürliche Harnabgänge, aber gesteuerte Blasenentleerung ist noch teilweise möglich.
- Komplett inkontinent: Der Bewohner ist komplett harninkontinent. Gesteuerte Blasenentleerung ist nicht möglich.

Frage 46: Darmkontrolle/Stuhlkontinenz
Gemeint ist, Stuhldrang zu verspüren und so rechtzeitig zu äußern, dass die Darmentleerung geregelt werden kann. Zu bewerten ist hier die Vermeidung unwillkürlicher Stuhlabgänge, ggf. mit personeller Hilfe.

Unter den folgenden Merkmalsausprägungen können Sie wählen:

- Der Bewohner hat ein Colo- oder ein Ileostoma.
- Ständig kontinent: Keine unwillkürlichen Stuhlabgänge.
- Überwiegend kontinent: Der Bewohner ist überwiegend stuhlkontinent, gelegentlich unwillkürliche Stuhlabgänge oder nur geringe Stuhlmengen, sogenannte Schmierstühle.
- Überwiegend inkontinent: Der Bewohner ist überwiegend stuhlinkontinent, selten gesteuerte Darmentleerung möglich.

- Komplett inkontinent: Der Bewohner ist komplett stuhlinkontinent, gesteuerte Darmentleerung ist nicht möglich.

Frage 47: Waschen des vorderen Oberkörpers (sich die Hände, das Gesicht, den Hals, die Arme, die Achselhöhlen und den vorderen Brustbereich waschen und abtrocknen)

Selbständig: Der Bewohner kann die beschriebene Aktivität ohne personelle Hilfe durchführen.

Überwiegend selbständig: Der Bewohner kann die Aktivität selbständig durchführen, wenn benötigte Gegenstände, z. B. Seife, Waschlappen, bereitgelegt werden oder er Aufforderung bzw. punktuelle Teilhilfen, z. B. Waschen unter den Achseln oder der Brust, erhält.

Überwiegend unselbständig: Der Bewohner kann nur geringe Anteile der Aktivität selbständig durchführen, sich z. B. nur Hände oder Gesicht waschen, oder benötigt umfassende Anleitung.

Unselbständig: Der Bewohner kann sich an der Aktivität nicht oder nur minimal beteiligen.

Frage 48: Körperpflege im Bereich des Kopfes (Kämmen, Zahnpflege, Prothesenreinigung, Rasieren)

Selbständig: Der Bewohner kann die beschriebenen Aktivitäten ohne personelle Hilfe durchführen.

Überwiegend selbständig: Der Bewohner kann die Aktivitäten selbständig durchführen, wenn benötigte Gegenstände bereitgelegt oder gerichtet werden, z. B. Aufdrehen der Zahnpastatube, Auftragen der Zahnpasta auf die Bürste, Aufbringen von Haftcreme auf die Prothese, Anreichen oder Säubern des Rasierapparates. Alternativ sind Aufforderungen oder punktuelle Teilhilfen erforderlich wie Korrekturen nach dem Kämmen oder nur das Kämmen des Hinterkopfes, das Reinigen der hinteren Backenzähne bei der Zahn-, Mundpflege bzw. die Nachrasur bei sonst selbständigem Rasieren.

Überwiegend unselbständig: Der Bewohner kann nur geringe Anteile der Aktivität selbständig leisten, so beginnt er z. B. mit dem Zähneputzen oder der Rasur, ohne die Aktivität zu Ende zu führen.

Unselbständig: Der Bewohner kann sich an den Aktivitäten nicht oder nur minimal beteiligen.

Frage 49: Waschen des Intimbereichs

Selbständig: Der Bewohner kann die beschriebene Aktivität ohne personelle Hilfe durchführen.

Überwiegend selbständig: Der Bewohner kann die Aktivität selbständig durchführen, wenn benötigte Utensilien, z. B. Seife, Waschlappen bereitgelegt werden oder er Aufforderung bzw. punktuelle Teilhilfen erhält.

Überwiegend unselbständig: Der Bewohner kann nur geringe Anteile der Aktivität selbständig durchführen, sich z. B. nur den vorderen Intimbereich waschen.

Unselbständig: Der Bewohner kann sich an der Aktivität nicht oder nur minimal beteiligen

Frage 50: Duschen und Baden einschließlich Waschen der Haare (Dabei sind neben der Fähigkeit, den Körper waschen zu können, auch Sicherheitsaspekte zu berücksichtigen. (Teil-)Hilfen beim Waschen in der Wanne, Dusche sind hier ebenso zu berücksichtigen wie die Hilfe beim Ein- und Aussteigen oder eine notwendige Überwachung während des Badens. Dazu gehört auch das Abtrocknen, Haare waschen und föhnen.)

Selbständig: Der Bewohner kann die beschriebene Aktivität ohne personelle Hilfe durchführen.

Überwiegend selbständig: Der Bewohner kann die Aktivität selbständig durchführen, wenn Utensilien vorbereitet bzw. bereitgestellt werden, einzelne Handreichungen geleistet werden, z. B. Stützen beim Ein-, Aussteigen, Bedienung eines Badewannenlifters, Hilfe beim Haarewaschen oder Föhnen, beim Abtrocknen, oder wenn während des (Dusch-)Bades aus nachvollziehbaren Sicherheitsgründen Anwesenheit erforderlich ist.

Überwiegend unselbständig: Der Bewohner kann nur einen begrenzten Teil der Aktivität selbständig durchführen, z. B. das Waschen des vorderen Oberkörpers.

Unselbständig: Der Bewohner kann sich an der Aktivität nicht oder nur minimal beteiligen.

Frage 51: An- und Auskleiden des Oberkörpers (Bereitliegende Kleidungsstücke, z. B. Unterhemd, T-Shirt, Hemd, Bluse, Pullover, Jacke, BH, Schlafanzugoberteil oder Nachthemd, an- und ausziehen)

Selbständig: Der Bewohner kann die beschriebene Aktivität ohne personelle Hilfe durchführen.

Überwiegend selbständig: Der Bewohner kann die Aktivität beispielsweise selbständig durchführen, wenn Kleidungsstücke passend angereicht oder gehalten werden beim Anziehen eines Hemdes etc. Auch wenn Hilfe nur bei Verschlüssen erforderlich ist, trifft die Bewertung »überwiegend selbständig« zu, ebenso wenn nur Kontrolle des Sitzes der Kleidung und Aufforderungen zur Vervollständigung der Handlung erforderlich sind.

Überwiegend unselbständig: Der Bewohner kann nur bei einem begrenzten Teil der Aktivität mithelfen, beispielsweise die Hände in die Ärmel eines bereitgehaltenen T-Shirts schieben.

Unselbständig: Der Bewohner kann sich an der Aktivität nicht oder nur minimal beteiligen.

Frage 52: An- und Auskleiden des Unterkörpers (Bereitliegende Kleidungsstücke, z. B. Unterwäsche, Hose, Rock, Strümpfe und Schuhe, an- und ausziehen.)

Selbständig: Der Bewohner kann die beschriebene Aktivität ohne personelle Hilfe durchführen.

Überwiegend selbständig: Der Bewohner kann die Aktivität beispielsweise selbständig durchführen, wenn Kleidungsstücke angereicht oder gehalten werden (Einstiegshilfe). Auch wenn Hilfe nur bei Verschlüssen, z. B. Schnürsenkel binden, Knöpfe schließen oder Kontrolle des Sitzes der Kleidung, und Aufforderungen zur Vervollständigung der Handlung erforderlich sind, trifft die Bewertung »überwiegend selbständig« zu.

Überwiegend unselbständig: Der Bewohner kann die Aktivität zu einem geringen Teil selbständig durchführen. Beispielsweise gelingt das Hochziehen von Hose, Rock zur Taille selbständig, zuvor muss das Kleidungsstück jedoch von der Pflegekraft über die Füße gezogen werden.

Unselbständig: Der Bewohner kann sich an der Aktivität nicht oder nur minimal beteiligen.

Frage 53: Mundgerechtes Zubereiten der Nahrung und Eingießen von Getränken (Zerteilen von Nahrung in mundgerechte Stücke und Eingießen von Getränken. Dazu gehört das Zerteilen von belegten Brotscheiben, Obst oder anderen Speisen in mundgerechte Stücke, z. B. das Kleinschneiden von Fleisch, das Zerdrücken von Kartoffeln,

Pürieren der Nahrung, Verschlüsse von Getränkeflaschen öffnen, Getränke aus einer Flasche oder Kanne in ein Glas bzw. eine Tasse eingießen, ggf. unter Nutzung von Hilfsmitteln wie Antirutschbrett oder sonstigen Gegenständen wie Spezialbesteck.

Selbständig: Der Bewohner kann die beschriebene Aktivität ohne personelle Hilfe durchführen.

Überwiegend selbständig: Es ist punktuelle Hilfe erforderlich, z. B. beim Öffnen einer Flasche oder beim Schneiden von harten Nahrungsmitteln.

Überwiegend unselbständig: Der Bewohner kann die Aktivität zu einem geringen Teil selbständig durchführen, beispielsweise schneidet er zwar belegte Brotscheiben, schafft es aber nicht, mundgerechte Stücke herzustellen. Oder er gießt aus einer Flasche Wasser ins Glas, verschüttet das Wasser dabei jedoch regelmäßig.

Unselbständig: Der Bewohner kann sich an der Aktivität nicht oder nur minimal beteiligen.

Frage 54: Essen (Bereitgestellte, mundgerecht zubereitete Speisen essen. Dies beinhaltet das Aufnehmen, Zum-Mund-Führen, ggf. Abbeißen, Kauen und Schlucken von mundgerecht zubereiteten Speisen, die üblicherweise mit den Fingern gegessen werden, z. B. Brot, Kekse, Obst oder das Essen mit Gabel oder Löffel, ggf. mit speziellen Hilfsmitteln wie adaptiertem Besteck. Zu berücksichtigen ist auch, inwieweit die Notwendigkeit der ausreichenden Nahrungsaufnahme (auch ohne Hungergefühl oder Appetit) erkannt und die empfohlene, gewohnte Menge tatsächlich gegessen wird.

Wichtig

Die Beurteilung der Fragen zu Essen und Trinken ist auch dann vorzunehmen, wenn die Nahrungsaufnahme über eine Sonde bzw. parenteral erfolgt.

Selbständig: Der Bewohner kann die beschriebene Aktivität ohne personelle Hilfe durchführen.

Überwiegend selbständig: Der Bewohner kann überwiegend selbständig essen, benötigt aber punktuelle Anleitung, muss beispielsweise aufgefordert werden, mit dem Essen zu beginnen oder weiter zu essen. Es sind punktuelle Hilfen erforderlich, z. B. Zurücklegen aus der Hand gerutschter Speisen oder Besteck in die Hand geben.

Überwiegend unselbständig: Es muss ständig zur Nahrungsaufnahme motiviert werden oder die Nahrung muss größtenteils gereicht werden oder es ist ständige und unmittelbare Eingreifbereitschaft der Pflegekraft erforderlich, aufgrund von Aspirationsgefahr.

Unselbständig: Die Nahrung muss (nahezu) komplett gereicht werden.

Frage 55: Trinken (Bereitstehende Getränke aufnehmen, ggf. mit Gegenständen wie Strohhalm, Spezialbecher mit Trinkaufsatz. Zu berücksichtigen ist auch, inwieweit die Notwendigkeit der Flüssigkeitsaufnahme (auch ohne ausreichendes Durstgefühl) erkannt und die empfohlene oder gewohnte Menge tatsächlich getrunken wird).

Selbständig: Der Bewohner kann die beschriebene Aktivität ohne personelle Hilfe durchführen.

Überwiegend selbständig: Der Bewohner kann selbständig trinken, wenn ein Glas, eine Tasse unmittelbar in den Aktionsradius der Person positioniert oder er ans Trinken erinnert wird.

Überwiegend unselbständig: Das Trinkgefäß muss beispielsweise in die Hand gegeben werden, das Trinken erfolgt jedoch selbständig, oder der Pflegekunde muss zu fast jedem Schluck motiviert werden oder es ist ständige und unmittelbare Eingreifbereitschaft der Pflegekraft erforderlich, aufgrund von Aspirationsgefahr.

Unselbständig: Getränke müssen (nahezu) komplett gereicht werden.

Frage 56: Benutzen einer Toilette oder eines Toilettenstuhls (Gehen zur Toilette, Hinsetzen und Aufstehen, Sitzen während der Blasen- oder Darmentleerung, Intimhygiene und Richten der Kleidung. Die Beurteilung ist auch dann vorzunehmen, wenn anstelle der Toilettenbenutzung eine Versorgung mit Hilfsmitteln erfolgt, z. B. Inkontinenzmaterial, Katheter, Urostoma, Ileo- oder Colostoma.)

Selbständig: Der Bewohner kann die Aktivität ohne personelle Hilfe durchführen.

Überwiegend selbständig: Der Bewohner kann die Aktivität überwiegend selbständig durchführen. Personelle Hilfe kann sich beispielsweise beschränken auf einzelne Handlungsschritte wie:

- nur Bereitstellen und Leeren des Toilettenstuhls (alternativ Urinflasche oder anderer Behälter),
- nur Aufforderung oder Orientierungshinweise zum Auffinden der Toilette oder Begleitung auf dem Weg zur Toilette,

- nur Anreichen von Toilettenpapier oder Waschlappen, Intimhygiene nur nach Stuhlgang,
- nur Unterstützung beim Hinsetzen, Aufstehen von der Toilette,
- nur punktuelle Hilfe beim Richten der Bekleidung.

Überwiegend unselbständig: Der Bewohner kann nur einzelne Handlungsschritte selbst ausführen, z. B. nur Richten der Bekleidung oder Intimhygiene nur nach Wasserlassen.

Unselbständig: Der Bewohner kann sich nicht oder nur minimal an der Aktivität beteiligen.

Frage 57: Bewältigen der Folgen einer Harninkontinenz und Umgang mit Dauerkatheter und Urostoma (Inkontinenz- und Stomasysteme sachgerecht verwenden, nach Bedarf wechseln und entsorgen. Dazu gehört auch das Entleeren eines Urinbeutels bei Dauerkatheter, Urostoma oder die Anwendung eines Urinalkondoms.)

Selbständig: Der Bewohner kann Hilfsmittel selbständig benutzen.

Überwiegend selbständig: Der Bewohner kann die Aktivität überwiegend selbständig durchführen, wenn Inkontinenzsysteme angereicht oder entsorgt werden oder er an den Wechsel erinnert wird.

Überwiegend unselbständig: Der Bewohner kann sich am Wechsel der Inkontinenzsysteme beteiligen, z. B. nur Vorlagen einlegen oder Inkontinenzhosen nur entfernen.

Unselbständig: Beteiligung ist nicht oder nur minimal möglich.

Frage 58: Bewältigen der Folgen einer Stuhlinkontinenz und Umgang mit Stoma (Inkontinenz- und Stomasysteme sachgerecht verwenden, nach Bedarf wechseln und entsorgen. Dazu gehört, Inkontinenzsysteme, z. B. große Vorlagen mit Netzhose, Inkontinenzhose mit Klebestreifen oder Pants, sachgerecht verwenden, nach Bedarf wechseln und entsorgen. Dazu gehört auch die Anwendung eines Analtampons oder das Entleeren oder Wechseln eines Stomabeutels bei Enterostoma.)

Selbständig: Der Bewohner kann Hilfsmittel selbständig benutzen.

Überwiegend selbständig: Der Bewohner kann die Aktivität überwiegend selbständig durchführen, wenn Inkontinenzsysteme bereitgelegt und entsorgt werden oder er an den Wechsel erinnert wird.

Überwiegend unselbständig: Der Bewohner kann sich am Wechsel der Inkontinenzsysteme beteiligen, z. B. Mithilfe beim Wechsel eines Stomabeutels. Bei Vorliegen einer Stuhlinkontinenz sind Ressourcen beim Wechsel des Inkontinenzmaterials eher selten.

Unselbständig: Beteiligung ist nicht (oder nur minimal) möglich.

Modul 6: Gestaltung des Alltagslebens und sozialer Kontakte

Zu bewerten ist, ob der Bewohner die jeweilige Aktivität praktisch durchführen kann. Es ist unerheblich, ob die Beeinträchtigungen der Selbstständigkeit aufgrund von Schädigungen somatischer oder mentaler Funktionen bestehen oder ob Teilaspekte bereits in anderen Modulen berücksichtigt worden sind.

Frage 59: Gestaltung des Tagesablaufs und Anpassung an Veränderungen (Den Tagesablauf nach individuellen Gewohnheiten und Vorlieben einteilen und bewusst gestalten und ggf. an äußere Veränderungen anpassen. Dies erfordert planerische Fähigkeiten zur Umsetzung von Alltagsroutinen. Zu beurteilen ist, ob der Bewohner von sich aus festlegen kann, ob und welche Aktivitäten er im Laufe des Tages durchführen möchte, z. B. wann er baden, essen oder zu Bett gehen oder wann er Fernsehen oder spazieren gehen möchte.)

Selbständig: Der Bewohner kann die beschriebene Aktivität ohne personelle Hilfe durchführen.

Überwiegend selbständig: Die Routineabläufe können weitgehend selbständig gestaltet werden, bei ungewohnten Veränderungen ist Unterstützung notwendig. Es reichen z. B. Erinnerungshilfen an einzelne vereinbarte Termine. Überwiegend selbständig ist der Bewohner beispielsweise auch dann, wenn seine Kommunikationsfähigkeit oder Sinneswahrnehmung stark beeinträchtigt ist und er daher Hilfe benötigt, um den Tagesablauf mit anderen Menschen abzustimmen.

Überwiegend unselbständig: Der Bewohner benötigt Hilfe beim Planen des Routinetagesablaufs. Er ist aber in der Lage, Zustimmung oder Ablehnung zu Strukturierungsangeboten zu signalisieren. Er kann eigene Planungen häufig nicht einhalten, da diese wieder vergessen werden. Deshalb ist über den ganzen Tag hinweg eine Erinnerung bzw. Aufforderung erforderlich. Überwiegend unselbständig ist auch ein Bewohner, der zwar selbst planen und entscheiden kann, aber für jegliche Umsetzung personelle Hilfe benötigt.

Unselbständig: Mitwirkung an der Tagesstrukturierung oder Orientierung an vorgegebenen Strukturen ist nicht oder nur minimal möglich.

Frage 60: Ruhen und Schlafen (Nach individuellen Gewohnheiten einen Tag-Nacht-Rhythmus einhalten und für ausreichende Ruhe- und Schlafphasen sorgen. Dazu gehören die Fähigkeit, die Notwendigkeit von Ruhephasen zu erkennen, sich auszuruhen und mit Phasen der Schlaflosigkeit umzugehen aber auch somatische Funktionen, um ins Bett zu kommen und die Ruhephasen insbesondere nachts einhalten zu können.)

Selbständig: Der Bewohner kann die beschriebene Aktivität ohne personelle Hilfe durchführen.

Überwiegend selbständig: Der Bewohner benötigt personelle Hilfe beim Aufstehen oder Zu-Bett-Gehen, z. B. Transferhilfen oder zeitliche Orientierungshilfen beim Wecken oder Aufforderung, schlafen zu gehen, oder einzelne Hilfen wie z. B. Abdunkeln des Schlafraumes. Die Nachtruhe ist meist ungestört, nur gelegentlich entsteht nachts ein Hilfebedarf.

Überwiegend unselbständig: Es treten regelmäßig Einschlafprobleme oder nächtliche Unruhe auf, die der Bewohner größtenteils nicht allein bewältigen kann. Deshalb sind regelmäßige Einschlafrituale und beruhigende Ansprache in der Nacht erforderlich. Überwiegend unselbständig ist auch der Pflegekunde, der wegen hochgradiger motorischer Beeinträchtigung regelmäßig in der Nacht personeller Hilfe bedarf, um weiterschlafen zu können, z. B. bei Lagewechsel oder Toilettengängen in der Nacht.

Unselbständig: Der Bewohner verfügt über keinen oder einen gestörten Schlaf-Wach- Rhythmus. Dies gilt u. a. für mobile gerontopsychiatrisch erkrankte Pflegekunden und auch für Menschen, die keinerlei Aktivitäten ausüben, z. B. im Wachkoma, oder Bewohner, die regelmäßig mindestens dreimal in der Nacht personelle Unterstützung benötigen.

Frage 61: Sich beschäftigen (Die verfügbare Zeit nutzen, um Aktivitäten durchzuführen, die den eigenen Vorlieben und Interessen entsprechen. »Verfügbare Zeit« ist in diesem Zusammenhang definiert als Zeit, die nicht durch Notwendigkeiten wie Ruhen, Schlafen, Essen, Mahlzeitenzubereitung, Körperpflege, Arbeit etc. gebunden ist (»freie« Zeit). Bei der Beurteilung geht es vorrangig um die Fähigkeit, nach individuellen kognitiven, manuellen, visuellen oder auditiven Fähigkeiten und Bedürfnissen geeignete Aktivitäten der Freizeitbeschäftigung auszuwählen und auch praktisch durchzuführen, z. B. Handarbeiten, Basteln, Bücher oder Zeitschriften lesen, Sendungen im Radio oder Fernsehen verfolgen, Computer nutzen. Dies gilt auch für Bewohner, die Angebote auswählen und steuern können, aber aufgrund somatischer Einschränkungen für die praktische Durchführung personelle Unterstützung benötigen.)

Selbständig: Der Bewohner kann die beschriebene Aktivität ohne personelle Hilfe durchführen.

Überwiegend selbständig: Es ist nur in geringem Maße Hilfe erforderlich, z. B. Zurechtlegen und Richten von Gegenständen, z. B. Utensilien wie Bastelmaterial, Fernbedienung, Kopfhörer o. Ä. oder Erinnerung an gewohnte Aktivitäten, Motivation oder Unterstützung bei der Entscheidungsfindung (Vorschläge unterbreiten).

Überwiegend unselbständig: Der Bewohner kann sich an Beschäftigungen beteiligen, aber nur mit (kontinuierlicher) Anleitung, Begleitung oder motorischer Unterstützung.

Unselbständig: Der Bewohner kann an der Entscheidung oder Durchführung nicht nennenswert mitwirken. Er zeigt keine Eigeninitiative, kann Anleitungen und Aufforderungen nicht kognitiv umsetzen, beteiligt sich nicht oder nur minimal an angebotenen Beschäftigungen.

Frage 62: Vornehmen von in die Zukunft gerichteten Planungen (Längere Zeitabschnitte überschauend über den Tag hinausplanen. Dies kann beispielsweise anhand der Frage beurteilt werden, ob Vorstellungen oder Wünsche zu anstehenden Festlichkeiten wie Geburtstag oder Jahresfeste bestehen, ob die Zeitabläufe eingeschätzt werden können, z. B. vorgegebene Strukturen wie regelmäßige Termine nachvollzogen werden können, oder ob die körperlichen Fähigkeiten vorhanden sind, um eigene Zukunftsplanungen mit anderen Menschen kommunizieren zu können. Es ist auch zu berücksichtigen, wenn stark ausgeprägte psychische Problemlagen (z. B. Ängste) es verhindern, sich mit Fragen des zukünftigen Handelns auseinanderzusetzen.)

Selbständig: Der Bewohner kann die beschriebene Aktivität ohne personelle Hilfe durchführen.

Überwiegend selbständig: Der Bewohner nimmt sich etwas vor, muss aber erinnert werden, dies auch durchzuführen. Oder er benötigt infolge körperlicher Beeinträchtigungen regelmäßig Hilfe im Bereich der Kommunikation, um sich mit anderen Menschen verabreden zu können.

Überwiegend unselbständig: Der Bewohner plant von sich aus nicht, entscheidet aber mit Unterstützung durch andere Personen. Er muss an die Umsetzung der eigenen Entscheidungen erinnert werden oder benötigt bei der Umsetzung emotionale oder körperliche Unterstützung. Überwiegend unselbständig ist daher auch ein Bewohner, der zwar kognitiv in der Lage ist, selbständig zu planen und zu entscheiden, der aber so stark somatisch beeinträchtigt ist, dass sie für alle Umsetzungsschritte personelle Hilfe benötigt.

Unselbständig: Der Bewohner verfügt nicht über Zeitvorstellungen für Planungen über den Tag hinaus, auch bei Vorgabe von Auswahloptionen wird weder Zustimmung noch Ablehnung signalisiert.

Frage 63: Interaktion mit Personen im direkten Kontakt (im direkten Kontakt mit Angehörigen, Pflegekräften, Mitbewohnern oder Besuchern umgehen; Kontakt aufnehmen, Personen ansprechen, auf Ansprache reagieren.)

Selbständig: Der Bewohner kann die beschriebene Aktivität ohne personelle Hilfe durchführen.

Überwiegend selbständig: Umgang mit bekannten Personen erfolgt selbständig, zur Kontaktaufnahme mit Fremden ist Unterstützung erforderlich, z. B. Anregung, zu einer neuen Mitbewohnerin oder einem neuen Mitbewohner Kontakt aufzunehmen oder punktuelle Unterstützung bei der Überwindung von Sprech-, Sprach- und Hörproblemen.

Überwiegend unselbständig: Der Bewohner ergreift von sich aus kaum Initiative. Er muss angesprochen oder motiviert werden, reagiert aber verbal oder deutlich erkennbar durch andere Formen der Kommunikation (Blickkontakt, Mimik, Gestik). Überwiegend unselbständig ist auch ein Bewohner, der auf weitgehende Unterstützung bei der Überwindung von Sprech-, Sprach- oder Hörproblemen angewiesen ist.

Unselbständig: Der Bewohner reagiert nicht auf Ansprache. Auch nonverbale Kontaktversuche, z. B. Berührungen, führen zu keiner nennenswerten Reaktion.

Frage 64: Kontaktpflege zu Personen außerhalb des direkten Umfelds (Bestehende Kontakte zu Freunden, Bekannten, Nachbarn aufrechterhalten, beenden oder zeitweise ablehnen. Dazu gehört auch die Fähigkeit, mit technischen Kommunikationsmitteln wie Telefon umgehen zu können, z. B. Besuche verabreden oder Telefon- oder Brief- oder Mail-Kontakte.)

Selbständig: Der Bewohner kann die beschriebene Aktivität ohne personelle Hilfe durchführen.

Überwiegend selbständig: Der Bewohner kann planen, braucht aber Hilfe beim Umsetzen wie z. B. Erinnerungszettel bereitlegen oder Telefonnummern mit Namen oder mit Bild versehen, Erinnern und Nachfragen, ob Kontakt hergestellt wurde, oder Erinnern an Terminabsprachen. Pflegekraft wählt die Telefonnummer, der Bewohner führt dann das Gespräch; oder der Bewohner beauftragt die Pflegekraft, ein Treffen mit Freunden, Bekannten zu verabreden.

Überwiegend unselbständig: Die Kontaktgestaltung des Bewohners ist eher reaktiv. Er sucht von sich aus kaum Kontakt, wirkt aber mit, wenn beispielsweise die Pflegekraft die Initiative ergreift. Überwiegend unselbständig ist auch, wer aufgrund von somatischen Beeinträchtigungen während der Kontaktaufnahme personelle Unterstützung durch die Bezugsperson, z. B. bei der Nutzung von Kommunikationshilfen (Telefon halten) oder bei der Überwindung von Sprech-, Sprach- oder Hörproblemen, benötigt.

Unselbständig: Der Bewohner nimmt keinen Kontakt außerhalb des direkten Umfeldes auf und reagiert nicht auf Anregungen zur Kontaktaufnahme.

2.2.3 Themenkapitel Dekubitus

Frage 65: Hatte der Bewohner in der Zeit seit der letzten Ergebniserfassung einen Dekubitus?
Wählen Sie bei dieser Frage zwischen den folgenden drei Antwortmöglichkeiten aus:
1. Nein
2. Ja, einmal
3. Ja, mehrmals

Frage 66: Maximales Dekubitusstadium im Beobachtungszeitraum
Klassifizieren Sie nun den Dekubitus. Nutzen Sie dafür in Zukunft gerne die Übersicht zur Unterstützung.

Tipp
Verwenden Sie auch im Arbeitsalltag nur noch die offiziellen Klassifizierungen, wenn Sie von Dekubitus-Kategorien oder Dekubitus-Stadien sprechen, auch für die Wunddokumentation in Ihrer Einrichtung. Damit nutzen Sie und Ihre Kollegen nur noch ein Einschätzungsinstrument – ältere Einteilungen sollten Sie nicht mehr verwenden. Das minimiert die Gefahr von fachlichen Schnittstellenfehlern, zusätzlich arbeiten Sie mit dieser Übersicht mit dem neuesten fachlichen Standard.

Tab. 3: Übersicht der Dekubitus-Stadien

Zustand	Erläuterung
Kategorie/Stadium 1	Reversible Hautrötung, eventuell mit Ödembildung; Verhärtung oder Überwärmung
Kategorie/Stadium 2	Teilverlust der Haut: Die Epidermis bis hin zu Anteilen der Dermis ist geschädigt. Der Druckschaden ist oberflächig und kann sich klinisch als Blase, Hautabschürfung oder flaches Geschwür darstellen.
Kategorie/Stadium 3	Verlust aller Hautschichten und Schädigung oder Nekrose des subkutanen Gewebes, die bis auf die darunterliegende Faszie reichen kann. Der Dekubitus zeigt sich klinisch als tiefes, offenes Geschwür.
Kategorie/Stadium 4	Verlust aller Hautschichten mit ausgedehnter Zerstörung, Gewebsnekrose oder Schädigung von Muskeln, Knochen oder unterstützenden Strukturen (z. B. Sehnen, Bändern oder Gelenkskapseln)
Kategorie/Stadium unbekannt	Nekrosen oder bläuliche Verfärbungen mit unbekannter Tiefe.

Frage 67: Bitte Zeitraum angeben: Beginn Datum Dekubitus 1

Frage 68: Ende Datum Dekubitus 1 (ggf. bis heute)
Die Angabe der Zeiträume, also Beginn und Ende eines Dekubitus, müssen Sie nur vornehmen, wenn der Dekubitus in der Kategorie/dem Stadium 2, 3 oder 4 eingeordnet ist oder wenn Kategorie/Stadium unbekannt sind.

Frage 69: Wo ist der Dekubitus 1 entstanden?
Wählen Sie zwischen den folgenden vier Antwortmöglichkeiten aus:

1. in der Pflegeeinrichtung
2. im Krankenhaus
3. zu Hause
4. woanders

Frage 70: Beginn Datum Dekubitus 2

Frage 71: Ende Datum Dekubitus 2 (ggf. bis heute)
Siehe Fragen 67 und 68

Frage 72: Wo ist der Dekubitus 2 entstanden?
Wie Frage 69

2.2.4 Themenkapitel: Gewichtsverlauf und Ernährungszustand

Frage 73: Körpergröße in cm

Frage 74: Aktuelles Gewicht in kg

Frage 75: Datum der Gewichtsmessung

Frage 76: Gewichtsverlauf/Ernährungszustand
Welche der aufgeführten Punkte trafen laut Pflegedokumentation für den Bewohner seit der letzten Ergebniserfassung zu?

Wählen Sie hier unter einer der folgenden sechs Antwortmöglichkeiten aus:
- keine der angegebenen,
- Gewichtsverlust durch medikamentöse Ausschwemmung,
- Gewichtsverlust aufgrund ärztlich angeordneter oder ärztlich genehmigter Diät,
- mindestens 10 Prozent Gewichtsverlust während eines Krankenhausaufenthaltes,
- aktuelles Gewicht liegt nicht vor. Der Bewohner wird aufgrund einer Entscheidung des Arztes oder des Betreuers nicht mehr gewogen,
- aktuelles Gewicht liegt nicht vor. Der Bewohner möchte nicht gewogen werden.

2.2.5 Themenkapitel: Sturz

Zum Thema Sturz müssen Sie lediglich zwei Fragen beantworten. Zu beiden gilt es allerdings, Hintergrundwissen zu kennen.

Frage 77: Ist der Bewohner seit der letzten Ergebniserfassung in der Einrichtung gestürzt?
Beziehen Sie sich in Ihrer Antwort wirklich nur auf Sturzereignisse in der Einrichtung. Stürze, die stattgefunden haben, während der Bewohner sich in einem anderen Verantwortungsbereich befand, beispielsweise während eines Aufenthaltes zu Hause bei seinem Angehörigen oder im Krankenhaus, werden nicht berücksichtigt. Wählen Sie ein dieser Antwortmöglichkeiten aus:
- Ja, einmal
- Ja, mehrmals
- Nein

Frage 78: Wenn Ja: Welche Sturzspätfolgen sind aufgetreten?
Bei der zweiten Frage beschäftigen Sie sich mit den Sturzspätfolgen. Sind welche aufgetreten? Wenn Ja, wählen Sie zwischen verschiedenen Antwortmöglichkeiten zur näheren Beschreibung aus:

- keine der genannten Folgen,
- Frakturen,
- ärztlich behandlungsbedürftige Wunden,
- erhöhter Unterstützungsbedarf bei Alltagsverrichtungen,
- erhöhter Unterstützungsbedarf bei der Mobilität.

Info
Sie können ankreuzen, dass Ihr Bewohner nach dem Sturz nun mehr Unterstützung bei Alltagsverrichtungen oder bei seiner Mobilität braucht. Kreuzen Sie eine dieser Antwortmöglichkeiten immer dann an, wenn Sie nach einem Sturz die Maßnahmenplanung Ihres Bewohners anpassen mussten.

Ist nach dem Sturz z. B. die Motorik von Armen und Händen eingeschränkt? Dann braucht Ihr Bewohner mehr Unterstützung bei der Körperpflege – und somit bei einer Alltagsverrichtung. Mehrfachnennungen sind bei dieser Frage möglich.

2.2.6 Themenkapitel: Freiheitsentziehende Maßnahmen (FEM)

Haben Sie bis hierher alle Versorgungsergebnisse Ihres Bewohners erfasst? Prima, Sie haben jetzt schon viel geschafft! 78 Fragen haben Sie fachlich professionell eingeschätzt und beantwortet, 20 Fragen liegen nun noch vor Ihnen.

Die Kapitel »Freiheitsentziehende Maßnahmen (FEM), Schmerzeinschätzung und -therapie« sowie »Sonstiges« warten noch – los geht es mit dem Themenkapitel FEM!

Frage 79: Wurden bei dem Bewohner in den vergangenen vier Wochen Gurte angewendet?
Beantworten Sie diese Frage mit Ja oder Nein.

Frage 80: Wenn ja: Wie oft wurden Gurte angewendet?
Diese vier Antwortmöglichkeiten stehen zur Verfügung:
1. täglich
2. mehrmals wöchentlich
3. einmal wöchentlich
4. seltener als einmal wöchentlich

Frage 81: Wurden bei dem Bewohner in den vergangenen vier Wochen Bettseitenteile angewendet?
Beantworten Sie diese Frage mit Ja oder Nein.

Frage 82: Wenn Ja: Wie oft wurden Bettseitenteile angewendet?
Diese vier Antwortmöglichkeiten stehen zur Verfügung:
1. täglich
2. mehrmals wöchentlich
3. einmal wöchentlich
4. seltener als einmal wöchentlich

Info

Erfassen Sie alle FEM, gleichgültig ob eine richterliche Genehmigung oder das Einverständnis des Bewohners vorliegt – so die Vorschrift bei der Datenerhebung.

Denken Sie nur an Folgendes: Eine neue Bewohnerin ist orientiert, aber zuhause bereits mehrmals gestürzt und hat daher vor neuen Stürzen nun Angst. Sie möchte deshalb ihre Bettseitenteile auf eigenen Wunsch hochgestellt haben, wenn sie im Bett liegt. Um sich rechtlich abzusichern, lassen Sie sie diesen Wunsch schriftlich festhalten und zur Bestätigung unterschreiben.

Damit ist für Sie klar: Es ist keine FEM, denn die Bewohnerin möchte die Maßnahmen ja selbst so haben. Trotzdem müssen Sie bei der Datenerhebung diese Maßnahmen nun mit Ja beantworten.

2.2.7 Themenkapitel: Schmerzeinschätzung und -therapie

Frage 83: Liegen bei dem Bewohner Anzeichen für länger andauernde Schmerzen vor (z. B. Äußerungen des Bewohners oder Einnahme von Analgetika)?
Beantworten Sie diese Frage mit einer Einfachauswahl zwischen Ja oder Nein.

Frage 84: Ist der Bewohner durch eine medikamentöse Behandlung schmerzfrei?
Auch hier wählen Sie erneut zwischen Ja oder Nein aus.

Frage 85: Wurde bei dem Bewohner eine differenzierte Schmerzeinschätzung vorgenommen?
Beantworten Sie diese Frage mit Ja oder Nein.

Frage 86: Wenn ja: Datum Dokumcntation der Schmerzeinschätzung
Geben Sie immer das letzte Datum Ihrer Dokumentation an.

Beispiel **Datum der Schmerzeinschätzung**

Bei Ihrem Pflegekunden Herrn Schmidt haben Sie die differenzierte Schmerzeinschätzung nach seinem Einzug im Juli 2020 erhoben und dokumentiert.
Am 15. Oktober 2020 haben Sie Ihre Ersteinschätzung evaluiert. Somit geben Sie als Datum den 15. Oktober 2020 an.

Frage 87: Welche Informationen liegen über die Ergebnisse dieser Schmerzeinschätzung vor?
Wählen Sie zwischen diesen fünf Antwortmöglichkeiten aus:

1. Es liegen keine Informationen vor
2. Schmerzintensität
3. Schmerzqualität
4. Schmerzlokalisation
5. Folgen für den Lebensalltag

Tipp
Prüfen Sie bereits jetzt, ob die Punkte Schmerzintensität, Schmerzqualität, Schmerzlokalisation und Folgen für den Lebensalltag Bestandteil Ihrer routinemäßigen Schmerzeinschätzung und -dokumentation sind.
Falls nicht: Ergänzen Sie Ihre entsprechenden Formblätter innerhalb der Einrichtung.

2.2.8 Themenkapitel: Einzug

Frage 88: Ist der Bewohner seit der letzten Ergebniserfassung neu in die Einrichtung eingezogen?
Beantworten Sie diese Frage mit einer Einfachauswahl zwischen Ja oder Nein.

Frage 89: Erfolgte der Einzug direkt im Anschluss an einen Kurzzeitpflegeaufenthalt in der Einrichtung (ohne zeitliche Lücke)?
Auch hier wählen Sie erneut zwischen Ja oder Nein.

Frage 90: Wenn ja: Datum angeben

Wenn Sie Frage 89 mit Ja beantwortet haben, notieren Sie hier nun das Datum des Beginns des Kurzzeitpflegeaufenthaltes.

Frage 91: Ist der Bewohner innerhalb der ersten 8 Wochen nach dem Einzug länger als drei Tage in einem Krankenhaus versorgt worden?
Beantworten Sie diese Frage mit Ja oder Nein.

Frage 92: Wenn ja, Datum angeben (Beginn)

Frage 93: Datum angeben (Ende)
Notieren Sie bei Frage 92 und 93 bitte Beginn und Ende des Krankenhausaufenthaltes.

Frage 94: Ist in den Wochen nach dem Einzug mit dem Bewohner und/oder einer seiner Angehörigen oder sonstigen Vertrauenspersonen ein Gespräch über sein Einleben und die zukünftige Versorgung geführt worden?
Beantworten Sie diese Frage mit Ja oder Nein.

Frage 95: Wenn ja: Datum angeben

Frage 96: Wer hat an dem Integrationsgespräch teilgenommen?
Wählen Sie vier Antwortmöglichkeiten aus – Mehrfachnennungen sind möglich:
1. Pflegekunde
2. Pflegekraft
3. Angehöriger
4. Betreuer

Integrationsgespräch – was ist damit gemeint?

Das Integrationsgespräch in der Datenerhebung meint ein geplantes und zielgerichtetes Gespräch, das ausdrücklich zu dem Zweck geführt wurde, das Einleben des Pflegekunden zu besprechen.

Info
Eine schriftliche Zufriedenheitsabfrage des Pflegekunden nach den ersten Wochen in der Einrichtung ist **kein** Integrationsgespräch.

Wenn Sie in der pflegerischen Versorgung Ihrer Pflegekunden bereits mit dem Strukturmodell arbeiten, können Sie das narrative Interview zur Erstellung der Strukturierten Informationssammlung (SIS®) als Integrationsgespräch angeben – hier werden alle Voraussetzungen erfüllt, die in der Definition der Versorgungsergebnisse bezüglich des Integrationsgesprächs gemeint sind.

Sollten Sie nicht mit dem Strukturmodell arbeiten, planen Sie in Zukunft für jeden Pflegekunden das Integrationsgespräch separat. Entwickeln Sie einen Gesprächsleitfaden für Ihre Mitarbeiter. Inhalte können u. a. sein:

- Hat der Pflegekunde spezielle Wünsche bezüglich seiner Versorgung?
- Ist er mit der geplanten Tagesstrukturierung zufrieden?
- Gibt es noch offene Themen, die er gern besprechen würde?
- etc.

Wichtig **Wo ist eigentlich Frage 97?**

Im Erstentwurf gab es die Frage 97 – dort war ein freies Feld, um zu notieren, welche anderen Vertrauenspersonen außer dem Angehörigen oder dem Betreuer am Integrationsgespräch teilgenommen haben.

Nach ersten Testläufen hat man aber festgestellt, dass diese Angabe für die Qualität der pflegerischen Versorgung des Pflegekunden keine große Relevanz hat – deshalb wurde die Frage herausgenommen.

Im gleichen Zug wurde aber auch entschieden, die Nummerierung nicht anzupassen. Man möchte sich die Freiheit lassen, gegebenenfalls vielleicht irgendwann eine zusätzliche Frage auf den Platz Nr. 97 einzufügen.

Frage 98: Wurden die Ergebnisse dieses Gesprächs dokumentiert?
Beantworten Sie diese Frage mit einer Einfachauswahl zwischen Ja oder Nein.

Sie haben es geschafft! Die Erhebung der Versorgungsergebnisse bei einem Bewohner haben Sie erfolgreich abgeschlossen – prima! Erfahren Sie auf den nächsten Seiten, wie es nun weitergeht.

2.3 Abschluss der Datenerhebung: Ihre eigene Plausibilitätskontrolle

Prüfen Sie abschließend die Plausibilität der Daten. Wie Sie dabei vorgehen? Schauen Sie einfach zum Schluss nach, welche Antworten auf der Website der DAS gelb markiert und damit als »nicht plausibel« eingestuft sind.

Beispiel **Positionswechsel selbstständig oder nicht?**

Laut den eingegebenen Daten ist der Bewohner nicht in der Lage, den Positionswechsel selbstständig durchführen. Bei einer weiteren Frage wurde aber angegeben, dass er allein Treppen steigen kann. Dieser Fall würde von der EDV automatisch als nicht plausibel erkannt werden. Sie werden darauf hingewiesen, diese Angaben noch einmal zu überprüfen.

Sie haben nun zwei Möglichkeiten: Entweder Sie korrigieren Ihre Angaben. Oder Sie stellen fest, dass die Angaben tatsächlich der Realität entsprechen, obwohl sie auffällig sind. Das kann durchaus vorkommen und betrifft erfahrungsgemäß häufig den Bereich der kognitiven und kommunikativen Fähigkeiten im Abgleich mit dem Bereich Gestaltung des Alltagslebens und sozialer Kontakte.

Beispiel **Tagesablauf gestalten trotz Probleme mit der örtlichen Orientierung**

Ein Bewohner kann durchaus Probleme mit der örtlichen Orientierung haben, aber in der Lage sein, seinen Tagesablauf selbst zu gestalten. Der Algorithmus würde diese beiden Angaben aber als »nicht plausibel« einstufen.
Wir arbeiten mit Menschen und wissen, dass jeder Mensch anders ist und es durchaus zu scheinbar widersprüchlichen Verhaltensweisen kommen kann.

Sie würden in einem solchen Fall keine Angaben korrigieren. Sind alle Daten aller Pflegekunden Ihrer Einrichtung erhoben, schickt ein verantwortlicher Mitarbeiter sie zum Schluss ab. Damit ist die Erhebung der Versorgungsergebnisse abgeschlossen.

2.4 Die statistische Plausibilitätskontrolle durch die DAS

Nach dem Absenden der Daten prüft die DAS per Algorithmen automatisch, ob die Angaben zu einem Bewohner stimmig sein können. Das verläuft genauso, wie es im vorherigen Kapitel zu Ihrer eigenen Plausibilitätskontrolle beschrieben ist.

Außer der Prüfung der statistischen Plausibilität je Bewohner, werden auch die Angaben bezogen auf alle Bewohner geprüft.

Beispiel **Erinnerungsvermögen okay, aber räumlich desorientiert**

Eine größere Anzahl von Bewohnern weist evtl. keine Beeinträchtigung des Erinnerungsvermögens auf, ist aber räumlich desorientiert. Auch das würde in den übermittelten Daten bei der DAS als »nicht plausibel« eingestuft.

Zusätzlich werden die folgenden vier Punkte immer automatisch überprüft:
1. Wurde die vorherige Datenübermittlung einfach unreflektiert übernommen?
2. Sind innere Widersprüche wie oben beschrieben in den Daten vorhanden?
3. Passt die Datumsangabe?
4. Sind die Angaben zu Krankenhausaufenthalten in sich stimmig?

Wenn bei mehr als 25 Prozent der Pflegekunden eine Auffälligkeit auftritt, wird die Ergebniserfassung als insgesamt »nicht plausibel« beurteilt. Die Einrichtung erhält darüber eine Rückmeldung und wird aufgefordert, entweder die Angaben zu korrigieren oder zu melden, dass die Erhebung trotz der statistischen Auffälligkeiten korrekt ist.

2.4.1 Der Feedbackbericht leitet den Handlungsbedarf ab

Am Ende halten Sie den Feedbackbericht in den Händen. Mit diesem beschäftigen sich bitte alle verantwortlichen Mitarbeiter intensiv, denn er ist die Rückmeldung über die Versorgungsqualität in Ihrer Einrichtung: Er zeigt Ihnen Kennzahlen und Punkte auf, die einer internen Überprüfung bedürfen.
Beispielweise könnte im Feedbackbericht stehen, dass die Dekubitusulcera in Ihrer Einrichtung im Vergleich zur letzten Meldung vor einem halben Jahr signifikant zugenommen haben. Sie sind gefragt, diese Kennzahl intern zu überprüfen und den Handlungsbedarf abzuleiten. Auch bereiten Sie sich auf die bald folgende zeitnahe Regelprüfung durch den Medizinischen Dienst vor, denn es ist geplant, die externe Regelprüfung zeitnah an die Erhebung der Versorgungsergebnisse zu koppeln. Erfahren Sie alles rund um das Thema der neuen externen Qualitätsprüfung im nächsten Kapitel.

3 Die neue externe Qualitätsprüfung

Nachdem Sie im vorherigen Kapitel alles über die Erhebung der Versorgungsergebnisse erfahren haben, geht es jetzt um die neue externe Qualitätsprüfung:

- Wie wird diese in Zukunft ablaufen?
- Was sind die Inhalte des neuen Prüfbogens?
- In welchem Zusammenhang steht die halbjährliche Erhebung der Versorgungsergebnisse mit der Qualitätsprüfung?

3.1 Stichprobenbildung und Beratungsauftrag

Die letzte Frage kann rasch beantwortet werden – die Schnittstelle zwischen Ihrer halbjährlichen Erhebung und der Qualitätsprüfung ist zum einen die Stichprobenbildung und zum anderen der individuelle Beratungsauftrag.

Stichprobenbildung meint, dass in Zukunft der MDK- oder PKV-Prüfdienst die Pseudonyme von bestimmten Bewohnern, die er prüfen möchte, bereits mitbringt. Die Ziehung dieser Teilstichprobe wird durch die DAS durchgeführt. Dabei kommt eine Kombination von Merkmalen zur Anwendung, die Beeinträchtigungen der Mobilität sowie der kognitiven und kommunikativen Fähigkeiten abbilden. Dies geschieht für insgesamt sechs Pflegekunden, drei weitere Bewohner werden wie bisher per zufälligem Losverfahren vor Ort ausgewählt, sodass sich folgendes Gesamtbild ergibt:

6	+	3	=	9
Bewohner DAS		Bewohner vor Ort		Bewohner insgesamt je Versorgungsvertrag werden geprüft

Der individuelle Beratungsauftrag meint Folgendes: Neben der oben beschriebenen Ziehung der Teilstichprobe unter allen Bewohnern, stellt die DAS in Zukunft für die Prüfdienste auch eine Übersicht der Ergebnisse der gemeldeten Versorgungsergebnisse zusammen. Diese Übersicht definiert den einrichtungsindividuellen Beratungsauftrag der Prüfer.

Beispiel **Wenn Kennzahlen »weit unter dem Durchschnitt« liegen**

Die Pflegeeinrichtung Sonnenschein übermittelte bei der vorletzten Meldung der Versorgungsergebnisse insgesamt drei Bewohner mit Dekubitalulcera. Bei der aktuellen Meldung wurden jetzt auf einmal insgesamt 30 Bewohner mit Dekubitalulcera übermittelt. Diese Kennzahl ist im Vergleich mit anderen Einrichtungen ähnlicher Größe ungewöhnlich hoch und sollte näher untersucht werden. Das bedeutet also generell: Kennzahlen mit der Beurteilung »weit unter dem Durchschnitt« = entspricht dem individuellen Beratungsauftrag der Prüfer.

Wie daraus hervorgeht, bedeutet das ebenfalls, dass die externe Prüfung in Zukunft in relativ engem zeitlichem Zusammenhang mit der halbjährlichen Meldung stattfinden wird. Geplant ist aktuell ein Zeitraum von spätestens zwei Monaten nach einer Meldung der Versorgungsergebnisse.

3.2 Ein verändertes konzeptionelles Grundverständnis bildet die Basis der neuen Qualitätsprüfung

Der Auftrag der externen Prüfer ist noch mehr als bisher auf Beratung ausgelegt. Im Mittelpunkt der ganzen Prüfung steht der Bewohner und die Frage: Wie geht es ihm? Als Schnittstelle zwischen der Meldung der Versorgungsergebnisse und der externen Qualitätsprüfung stehen die Ergebnisse der Pflegequalität.

Die Kommunikation der Prüfer mit Ihnen soll sich ausdrücklich an dieser Ergebnisqualität Ihrer guten oder nicht guten Pflege orientieren. Der Weg zu einem möglichst guten Ergebnis, also Ihre pflegefachliche Vorgehensweise, steht dabei weniger im Vordergrund – das tatsächliche Ergebnis ist entscheidend.

Entsprechend wird in Zukunft bei der Bewertung deutlich unterschieden zwischen:
- Dokumentationsmängel, die für den Bewohner wenig Bedeutung haben,
- Versäumnisse auf der Prozessebene, die ein Risiko für den Bewohner mit sich bringen,
- Defiziten, infolge derer der Bewohner tatsächlich eine negative Folge erlebt.

Beispiel **Erhöhtes Exsikkoserisiko**

Frau Schmidt ist nach der Risikoeinschätzung in ihrer Dokumentation deutlich exsikkosegefährdet. Bei der Qualitätsprüfung suchen die Pflegefachkraft und der externe Prüfer leider die geplante Maßnahme der Prophylaxe vergebens im Maßnahmenplan – die Planung ging anscheinend verloren. Das ist ein klarer **Dokumentationsmangel**.
Die Pflegefachkraft kann dem Prüfer im Fachgespräch aber glaubhaft versichern, dass Frau Schmidt natürlich die entsprechenden prophylaktischen Maßnahmen nach fachlichem Standard erhält.
Als die beiden anschließend Frau Schmidt in ihrem Zimmer besuchen, kann der Prüfer feststellen, dass die Bewohnerin eine individuelle Trinkflasche, beschriftet mit dem heutigen Datum, auf ihrem Tisch stehen hat. Frau Schmidt berichtet im Gespräch, dass sie jeden Tag mehrmals von den Pflegekräften zum Trinken angehalten wird. Auf ihre Vorlieben und Abneigungen wird dabei Rücksicht genommen.
Es liegt somit kein Versäumnis auf der Prozessebene vor. Es besteht kein erhöhtes Risiko für die Bewohnerin, denn die Pflegekräfte führen trotz versäumter Planung fachlich korrekte Maßnahmen zur Exsikkoseprophylaxe durch. Der anfängliche Dokumentationsmangel ist damit für die abschließende Bewertung nicht mehr ganz so relevant.

Hätte der Prüfer beim Zimmerbesuch jedoch festgestellt, dass Frau Schmidt kein Getränk in Reichweite hat und hätte ihm eine weitere Pflegekraft auf seine Rückfrage hin geantwortet: »Exsikkoseprophylaxe – was ist das?«, läge der Fall eines **Defizits, infolge dessen der Pflegekunde tatsächlich eine negative Folge erlebt**, vor. In der abschließenden Bewertung würde das am schwersten wiegen.

3.3 Weitere wichtige Neuerungen

3.3.1 Die Qualitätsprüfung wird am Vortag angekündigt

Endlich haben wir in der stationären Pflege auch dasselbe Procedere wie in der ambulanten Pflege: Einen Arbeitstag vor der nicht-anlassbezogenen Qualitätsprüfung wird diese in der Einrichtung per Telefonat oder Fax angekündigt.

3.3.2 Das Fachgespräch zwischen der Pflegefachkraft und dem Prüfer wird deutlich aufgewertet

Hier wird der Grund für die Ankündigung der Prüfung deutlich: Die Einrichtungen sollen Gelegenheit haben, ihre Mitarbeiter für die Prüfung sinnvoll auszuwählen und einzuteilen.

Die Aussagen der Pflegefachkraft im Fachgespräch mit dem externen Prüfer werden nun als gleichwertige Datenquelle wie die schriftliche Dokumentation angesehen.

3.3.3 Die Plausibilitätskontrolle wird Bestandteil der Prüfung

Die vorgelegte Dokumentation, der Ist-Zustand des Bewohners und die gemeldeten Versorgungsergebnisse werden in der Qualitätsprüfung miteinander abgeglichen. Sollten Sie bei der halbjährlichen Meldung bewusst oder unbewusst unwahre Angaben übermittelt haben, fällt das spätestens jetzt auf.

3.3.4 Es gibt einen neuen Prüfungskatalog – mit deutlich geringerer Strukturprüfung

Alle relevanten Qualitätsaspekte werden mittels Prüfbogen A und Prüfbogen B geprüft. Der Prüfbogen A bezieht sich auf die Prüfung bei dem Bewohner und ist anhand dieser vier Bereiche strukturiert:
1. Unterstützung bei der Mobilität und Selbstversorgung
2. Unterstützung bei der Bewältigung von krankheits- und therapiebedingten Anforderungen und Belastungen
3. Unterstützung bei der Gestaltung des Alltagslebens und der sozialen Kontakte
4. Unterstützung in besonderen Bedarfs- und Versorgungssituationen

→ **Dafür ist die Pflegefachkraft zuständig.**

Der Prüfbogen B bezieht sich auf die Prüfung der Strukturqualität und ist anhand dieser zwei Bereiche strukturiert:

1. Organisationsaspekte und internes Qualitätsmanagement
2. Bedarfsübergreifende fachliche Anforderungen

→ **Dafür ist die Leitungsebene der Einrichtung zuständig.**

Tab. 4: Die wichtigsten Neuerungen der neuen Qualitätsprüfung im Überblick

Informationen	Nähere Beschreibung
1. Rahmen	• Die neue externe Qualitätsprüfung findet weiter sowohl anlassbezogen, als auch nicht-anlassbezogen statt. • Die nicht anlassbezogene, also die Regelprüfung, wird künftig einen Arbeitstag vorher in den Einrichtungen angekündigt. • Pro Versorgungsvertrag werden weiterhin neun Bewohner geprüft. Sechs Bewohner wählen die Prüfer vorher, drei Bewohner werden weiterhin vor Ort gezogen. • Die Strukturprüfung ist deutlich reduziert. • Der neue Prüfungskatalog ist in den Prüfbogen A zur Prüfung beim Bewohner und in den Prüfbogen B zur Prüfung der Strukturqualität unterteilt. • In der Gesamtbewertung wird jetzt deutlich unterschieden zwischen – Dokumentationsmängeln, die für den Bewohner wenig Bedeutung haben, – Versäumnisse auf der Prozessebene, die ein Risiko für den Bewohner mit sich bringen, – Defiziten, infolge derer der Bewohner tatsächlich eine negative Folge erlebt.
2. Das neue konzeptionelle Grundverständnis	• Der Bewohner steht im Mittelpunkt; zentrale Fragestellung für den Prüfer: Wie geht es ihm? • Der Auftrag der Prüfer ist die Beratung der Pflegefachkräfte/der Einrichtung. • Entsprechend deutlich aufgewertet ist das Fachgespräch zwischen Pflegefachkraft und Prüfer.
3. Die Plausibilitätskontrolle	• Zukünftig neuer Bestandteil der Prüfung beim Bewohner. • Abgleich in jedem Bereich: Entsprechen die halbjährlich gemeldeten Versorgungsergebnisse der realistischen Situation vor Ort?

3.4 Der Prüfbogen A zur Beurteilung der personenbezogenen Versorgung

3.4.1 Die Stammdaten

Zuerst werden Sie nach den allgemeinen Angaben zu Ihrem Bewohner gefragt. Sein Name, seine Pflegekasse, sein Wohnbereich und ähnliche Angaben sollten Sie zur Hand haben. Danach werden die bei der Prüfung anwesenden Personen vom Prüfer benannt und aufgeführt. Da fast alle Punkte der allgemeinen Angaben (▶ Tab. 5) selbsterklärend sind, möchte ich im Folgenden nur auf folgende drei Punkte näher eingehen:

- **8. Der personenbezogene Code:** Jeder Bewohner Ihrer Einrichtung hat spätestens seit der ersten Meldung der Versorgungsergebnisse eine eigene Pseudonymisierungsnummer. Diese ist hier gemeint und sollte den Mitarbeitern, die die Prüfung durchführen, bekannt sein, bzw. sie sollten wissen, wo der entsprechende Code zu finden ist.
- **9. Die Plausibilitätsprüfung:** In der nicht anlassbezogenen Regelprüfung wird die Plausibilitätsprüfung immer durchgeführt. Der Prüfer könnte hier höchstens Nein ankreuzen, wenn es eine anlassbezogene Prüfung wäre, bei der ausnahmsweise auf die Plausibilitätsprüfung verzichtet wird.
- **11. Die Subgruppen:** Die Subgruppen sind eine Methode der Einteilung der Bewohner für die externe Prüfung. Dahinter steckt eine ziemlich komplizierte Berechnung, die im Folgenden nicht näher erläutert wird, weil sie für die praktische Arbeit nicht wichtig ist. Merken sollten Sie sich, dass es bei der Einteilung/Berechnung um die beiden Bereiche »kognitive Einschränkungen« und »Mobilität« geht und dass diese Definition hinter A, B und C steckt:
  - Subgruppe A: Personen, die in beiden Bereichen mindestens erhebliche Beeinträchtigungen aufweisen (Modulwertung jeweils > 1)
  - Subgruppe B: Personen, die im Bereich der Mobilität mindestens erhebliche Beeinträchtigungen aufweisen (Modulwertung > 1), aber keine oder eine geringe Beeinträchtigung der kognitiven und kommunikativen Fähigkeiten (Modulwertung 0 oder 1)
  - Subgruppe C: Personen, die im Bereich der Mobilität keine oder eine geringe Beeinträchtigung aufweisen (Modulwertung 0 oder 1), aber mindestens erhebliche Beeinträchtigungen der kognitiven und kommunikativen Fähigkeiten (Modulwertung > 1).

Tab. 5: Übersicht: Allgemeine Angaben zur Prüfung bei der versorgten Person

Angaben zur versorgten Person

1. Name:
2. Pflegekasse:
3. Pflege-/Wohnbereich:
4. Geburtsdatum:
5. Alter in Jahren:
6. Einzugsdatum:
7. Aktuelle pflegerelevante Hauptdiagnose(n) laut Unterlagen der Einrichtung:
8. Personenbezogener Code (soweit vorhanden):
9. Plausibilitätsprüfung der Indikatoren-/Ergebniserfassung:
   ☐ Ja
   ☐ Nein
10. Pflegegrad
   ☐ 1
   ☐ 2
   ☐ 3
   ☐ 4
   ☐ 5
   ☐ kein Pflegegrad
11. ☐ versorgte Person aus der Subgruppe A (nach Ziffer 9.1 oder 9.3 der QPR)
   ☐ versorgte Person aus der Subgruppe B (nach Ziffer 9.1 oder 9.3 der QPR)
   ☐ versorgte Person aus der Subgruppe C (nach Ziffer 9.1 oder 9.3 der QPR)
12. Ist die versorgte Person mit der Einbeziehung in die Prüfung einverstanden? (ggf. die Betreuerin oder der Betreuer oder eine bevollmächtigte Person)
   ☐ Ja
   ☐ Nein
13. Vorhandene Unterlagen:
14. Kurzzeitpflegegast
   ☐ Ja
   ☐ Nein

Anwesende Personen

1. Name der Gutachterin oder des Gutachters:
2. Name der Mitarbeiterin oder des Mitarbeiters der Pflegeeinrichtung:
3. Funktion/Qualifikation der Mitarbeiterin oder des Mitarbeiters der Pflegeeinrichtung:
4. Sonstige Personen (z. B. gesetzliche Betreuerin oder gesetzlicher Betreuer):

3.4.2 Qualitätsbereich 1: Unterstützung bei der Mobilität und Selbstversorgung

Jetzt geht es mit der tatsächlichen Prüfung der Pflegequalität bei Ihrem Bewohner los. Bevor es im Folgenden näher um die um die einzelnen Leitfragen der Qualitätsbereiche gehen wird, sollten Sie vorab wissen, dass die Vorgehensweise bei den einzelnen Qualitätsbereichen nun immer gleich sein wird:

> Zu jedem einzelnen Kapitel gibt es zuerst eine vorangestellte Qualitätsaussage. Hier ist deutlich formuliert, wie der Idealzustand der pflegerischen Versorgung aussehen sollte.

Für das erste Kapitel im ersten Bereich »Unterstützung im Bereich der Mobilität« lautet die Qualitätsaussage: *»Der Bewohner erhält bedarfsgerechte Unterstützung im Bereich der Mobilität und – sofern noch individuelle Ressourcen vorhanden sind und es seinen Bedürfnissen entspricht – zielgerichtete Maßnahmen zur Erfassung und Förderung der Mobilität.«*[3]

Im **ersten Schritt** führt der Prüfer immer zuerst eine Informationserfassung durch. Beim eben genannten Beispiel würde er dazu:

- sich über die beim Bewohner vorliegenden Mobilitätsbeeinträchtigungen informieren,
- zusätzlich die Einschränkungen und Ressourcen des Bewohners in einem Freitext formulieren
- und danach alle genutzten Hilfsmittel im Zusammenhang mit der Mobilität und der Lagerung aufführen.

Im **zweiten Schritt** wird er die Plausibilitätskontrolle durchführen, also abgleichen, ob die ihm vorliegende Meldung der Versorgungsergebnisse mit dem realen Ist-Zustand vor Ort übereinstimmt

Im **dritten Schritt** bespricht der Prüfer dann die Leitfragen des jeweiligen Kapitels im Fachgespräch mit Ihnen als Pflegefachkraft.

[3] QPR 2019, S. 29

1.1 Unterstützung im Bereich der Mobilität

Die voran gestellte Qualitätsaussage in diesem Bereich lautet: *»Die versorgte Person erhält bedarfsgerechte Unterstützung im Bereich der Mobilität und – sofern noch individuelle Ressourcen vorhanden sind und es ihren Bedürfnissen entspricht – zielgerichtete Maßnahmen zur Erfassung und Förderung der Mobilität.«*[4] Anhand dieser Leitfragen findet nun das Fachgespräch mit Ihnen statt:

»1. Entspricht die Unterstützung bei der Mobilität dem individuellen Bedarf der versorgten Person?

Zu beurteilen ist,

- *ob die individuelle Maßnahmenplanung die aktuellen Fähigkeiten und Beeinträchtigungen der Mobilität der versorgten Person berücksichtigt,*
- *ob die versorgte Person über die von ihr gegebenenfalls benötigten Hilfsmittel verfügt und Unterstützung bei der Nutzung dieser Hilfsmittel erhält, sofern sie nicht selbständig mit ihnen umgehen kann. Zu beurteilen ist hierbei vorrangig die Anpassung der Hilfsmittel und die Zugänglichkeit der Hilfsmittel für die versorgte Person.*

2. Erhält die versorgte Person, wenn sie es wünscht, Unterstützung für Aufenthalte im Freien?

Bei Personen, die keine Auskunft geben können, sollte beurteilt werden, ob die Einrichtung die betreffenden Bedürfnisse einschätzt und bei der Maßnahmenplanung berücksichtigt. Sind die Äußerungen der Person nicht interpretierbar, sollte davon ausgegangen werden, dass ein Aufenthalt im Freien nicht täglich, aber mehrfach wöchentlich ermöglicht werden sollte, wenn das Wetter und die gesundheitliche Situation dies zulassen.

3. Wurden die vorliegenden Mobilitätsbeeinträchtigungen bei der Einschätzung gesundheitlicher Risiken berücksichtigt?

Es ist zu beurteilen, ob die mit den Mobilitätseinschränkungen einhergehenden Risiken (Dekubitus, Stürze, Funktionsbeeinträchtigung der Gelenke und weitere Risiken) gegebenenfalls unter Zuhilfenahme einer Risikoskala pflegefachlich eingeschätzt worden sind.

4. Entspricht die Unterstützung im Bereich der Mobilität den Erfordernissen, die aus der individuellen Risikosituationen erwachsen?

Zu beurteilen ist hier die Frage, ob die individuellen Maßnahmen zur Dekubitus- und Sturzprophylaxe sowie Maßnahmen zur Vermeidung von Funktionsbeeinträchtigungen der Gelenke erfasst und durchgeführt werden. Bei versorgten Personen mit anderen Gefährdungen, beispielsweise mit respiratorischen Problemen, sind auch darauf bezogene Maßnahmen (hier zum Beispiel zur Unterstützung der Atmung) zu berücksichtigen.

---

[4] QPR 2019, S. 29

5. Werden zielgerichtete Maßnahmen zur Erhaltung und Förderung der Mobilität durchgeführt, die auf die noch vorhandenen Fähigkeiten und Bedürfnisse der versorgten Person abgestimmt sind?
Die Frage ist mit »ja« zu beantworten, wenn Maßnahmen geplant und mindestens zweimal wöchentlich durchgeführt werden. Die Frage ist nur bei Personen relevant, die noch über Ressourcen im Bereich der Mobilität verfügen und motiviert sind, Aktivitäten mit dem Ziel der Erhaltung von Mobilität durchzuführen.«[5]

1.2 Unterstützung bei der Ernährung und Flüssigkeitsversorgung

Die Vorgehensweise des ersten Qualitätsaspekts zieht sich anschließend in allen weiteren Qualitätsaspekten durch. Der Prüfer führt immer zuerst eine Informationserfassung durch, danach die Plausibilitätskontrolle und bespricht anschließend mit Ihnen als Pflegefachkraft die Leitfragen, um anhand dieser Grundlage die Pflegequalität des jeweiligen Punktes abschließend einschätzen und beurteilen zu können.

Nach der Qualitätsaussage, *»Die versorgte Person wird bedarfs- und bedürfnisgerecht ernährt. Eine ausreichende Flüssigkeitsaufnahme ist sichergestellt«*[6], zählen folgende Leitfragen zu diesem Qualitätsaspekt.

»1. Sind die Ernährungssituation inkl. Flüssigkeitsversorgung der versorgten Person sowie die Selbständigkeit der versorgten Person in diesem Bereich fachgerecht erfasst worden?
Es ist zu beurteilen, ob eine fachgerechte Einschätzung der Ernährungssituation hinsichtlich Anzeichen oder dem Vorliegen einer etwaigen Mangelernährung und unzureichenden Flüssigkeitsaufnahme (z. B. unauffällige, trockene Schleimhäute, stehende Hautfalten), Nahrungsmittelunverträglichkeiten sowie ein etwaiges Aspirationsrisiko vorliegt.

2. Erfolgt eine ausreichende, bedürfnisgerechte Unterstützung der versorgten Person bei der Nahrungs- und Flüssigkeitsaufnahme?
Es ist zu beurteilen,

- *ob bei der individuellen Maßnahmenplanung die unter Punkt 1 angesprochene aktuelle Ernährungssituation berücksichtigt ist und die Maßnahmen durchgeführt werden,*
- *ob Wünsche der versorgten Person zur Ernährung ermittelt und bei der Durchführung von Maßnahmen berücksichtigt werden,*
- *ob die Entwicklung der Ernährungssituation der versorgten Person beobachtet und bei auffälligen Veränderungen Kontakt zur behandelnden Ärztin oder zum behandelnden Arzt aufgenommen wird.*

---

[5] QPR 2019, S. 101
[6] QPR 2019, S. 102

3. Werden erforderliche Hilfsmittel zur Unterstützung der Ernährung und Flüssigkeitsaufnahme fachgerecht eingesetzt?
Es ist zu beurteilen,

- *ob der versorgten Person entsprechend der Einschätzung der Ernährungssituation inkl. der Flüssigkeitsversorgung und der damit einhergehenden Risiken geeignete Hilfsmittel zur Verfügung stehen,*
- *ob die Hilfsmittel, soweit möglich, individuell angepasst sind,*
- *ob die versorgte Person jederzeit, ggf. mit Unterstützung durch eine Pflegekraft, die Hilfsmittel nutzen kann. Bei der Beurteilung sind die beschränkten Einflussmöglichkeiten von Pflegeeinrichtungen auf die Beschaffung von Hilfsmitteln zu berücksichtigen. Die Prüferin oder der Prüfer sollte sich im Gespräch und mit der Inaugenscheinnahme der versorgten Person und ihres Zimmers ein eigenes Bild über das Vorhandensein, die Verfügbarkeit und den Einsatz der Hilfsmittel machen und bei der Beurteilung berücksichtigen.«*[7]

1.3 Unterstützung bei Kontinenzverlust, Kontinenzförderung

»Die versorgte Person wird bedarfs- und bedürfnisgerecht bei Kontinenzverlust unterstützt. Ggf. vorhandene künstliche Ausgänge werden fachgerecht versorgt«[8] – so lautet die dem Qualitätsaspekt voran gestellte Qualitätsaussage.

Nach Schritt 1 – der Informationserfassung – und Schritt 2 – der Plausibilitätskontrolle werden abermals fest definierte Leitfragen während der externen Qualitätsprüfung besprochen.

»1. Wurde die Kontinenz der versorgten Person zutreffend erfasst?
Es ist zu beurteilen, ob eine fachgerechte Einschätzung vorliegt, die den aktuellen Status der Kontinenz zutreffend und nachvollziehbar abbildet. Im Fall der Harnkontinenz ist eine Darstellung des jeweiligen Kontinenzprofils gemäß Expertenstandard zu erwarten. Der Nachweis erfolgt anhand entsprechender Einträge in der Pflegedokumentation, die durch Angaben der Mitarbeiterinnen oder Mitarbeiter der Einrichtung ergänzt werden können.

2. Werden geeignete Maßnahmen zum Kontinenzerhalt, zur Unterstützung bei Kontinenzverlust oder beim Umgang mit künstlichen Ausgängen durchgeführt?
Zu beurteilen ist,

- *ob die individuelle Maßnahmenplanung die festgestellten Beeinträchtigungen der Kontinenz berücksichtigt und die Maßnahmen durchgeführt werden,*
- *ob etwaige Wünsche der versorgten Personen ermittelt und bei der Durchführung von Maßnahmen berücksichtigt werden,*
- *ob die Entwicklung der Kontinenz beobachtet wird und im Falle auffälliger Veränderungen Kontakt zur behandelnden Ärztin oder zum behandelnden Arzt aufgenommen wird.*

---

[7] Ebd.
[8] QPR 2019, S. 71

3. Werden erforderliche Hilfsmittel fachgerecht eingesetzt?
Es ist zu beurteilen,

- *ob der versorgten Person entsprechend dem Kontinenzprofil geeignete Hilfsmittel zur Verfügung stehen,*
- *ob die Hilfsmittel, soweit möglich, individuell angepasst sind,*
- *ob die versorgte Person jederzeit, ggf. mit Unterstützung durch eine Pflegekraft, die Hilfsmittel nutzen kann.*

Bei der Beurteilung der erforderlichen Hilfsmittel sind die beschränkten Einflussmöglichkeiten von Pflegeeinrichtungen auf die Beschaffung von Hilfsmitteln zu berücksichtigen.«[9]

1.4 Unterstützung bei der Körperpflege

Die vorangestellte Qualitätsaussage in diesem Bereich lautet: »*Die versorgte Person wird bedarfs- und bedürfnisgerecht bei ihrer Körperpflege unterstützt.«*[10]

Ein Fachgespräch anhand der Leitfragen findet nur statt, wenn eine Beeinträchtigung vorliegt.

Die Punkte »Informationssammlung« und »Plausibilitätskontrolle« wird der Prüfer bei jedem Qualitätsaspekt erarbeiten. Die jeweiligen Leitfragen sind aber gemäß der Prüfungsrichtlinie nur zu bearbeiten, wenn Beeinträchtigungen in der Selbstständigkeit beim jeweiligen Qualitätsaspekt vorliegen.

Wenn der Bewohner seine Körperpflege noch komplett selbstständig durchführt, ist er in diesem Bereich auf keinerlei Hilfe angewiesen, und deshalb würde jetzt die Bearbeitung der folgenden Leitfragen entfallen.

Die folgenden Leitfragen strukturieren nun das Fachgespräch zwischen dem Prüfer und Ihnen.

»1. Werden bedarfsgerechte Maßnahmen zur Unterstützung bei der Körperpflege durchgeführt?
Zu beurteilen ist,

- *ob die individuelle Maßnahmenplanung eine bedarfsgerechte Unterstützung bei der Körperpflege gewährleistet und die erforderlichen Maßnahmen durchgeführt werden (einschließlich Mund- und Zahnpflege),*

---

[9] QPR 2019, S. 103
[10] QPR 2019, S. 72

- *ob grundlegende hygienische Anforderungen an die Körperpflege beachtet werden,*
- *ob der Zustand der Haut, der Haare und der Fuß- und Fingernägel sowie die Mund- und Zahngesundheit im Rahmen der Einwirkungsmöglichkeiten der Einrichtung angemessen ist.*

2. Wurden etwaige Auffälligkeiten des Hautzustandes beurteilt und wurde auf diese Auffälligkeiten fachgerecht reagiert?
Angesprochen sind hier beispielsweise Auffälligkeiten wie Rötungen, Schuppungen, übermäßig trockene oder feuchte Haut. Zu überprüfen ist, ob die mit diesen Auffälligkeiten verbundenen Risiken und fachlichen Anforderungen berücksichtigt werden. Damit angesprochen ist die Einschätzung des Dekubitusrisikos, die Durchführung der pflegerischen Maßnahmen und – wenn die Auffälligkeiten auf schwerwiegende pathologische Veränderungen hindeuten – ggf. auch die Kommunikation mit der behandelnden Ärztin oder dem behandelnden Arzt.

3. Werden bei der Körperpflege Wünsche der versorgten Person, das Selbstbestimmungsrecht und der Grundsatz der Wahrung der Intimsphäre berücksichtigt?
Zu beurteilen ist, ob Wünsche der versorgten Person ermittelt und in der Maßnahmenplanung und Durchführung der Pflege berücksichtigt werden.

Die Frage sollte vorrangig im Gespräch mit der Person überprüft werden. Ist das nicht möglich, sollten Einzelheiten der Körperpflege im Fachgespräch mit den Mitarbeiterinnen oder den Mitarbeitern erfasst und beurteilt werden.«[11]

3.4.3 Qualitätsbereich 2: Unterstützung bei der Bewältigung von krankheits- und therapiebedingten Anforderungen und Belastungen

2.1 Medikamentöse Therapie

Nach der Qualitätsaussage »*Die versorgte Person wird im Zusammenhang mit der Medikation fachgerecht unterstützt. Die Einnahme von Medikamenten entspricht den ärztlichen An- bzw. Verordnungen, und die Weiterleitung erforderlicher Informationen an die behandelnden Ärztinnen und Ärzte ist sichergestellt*«[12], zählen folgende Leitfragen zu diesem Qualitätsaspekt.

---

[11] QPR 2019, S. 104
[12] QPR 2019, S. 73

»1. Entspricht die Unterstützung bei der Medikamenteneinnahme der ärztlichen An- bzw. Verordnung?«[13]

Wichtig

Die Überprüfung schließt auch die Bedarfsmedikation ein!

»2. Erfolgten die Lagerung und Vorbereitung der Medikamente fachgerecht?

Die Lagerung und Vorbereitung der Medikamente ist fachgerecht, wenn

- *die gerichteten Medikamente mit den Angaben in der Pflegedokumentation übereinstimmen,*
- *diese personenbezogen beschriftet aufbewahrt werden,*
- *ggf. eine notwendige Kühlschranklagerung (2–8 °C) erfolgt,*
- *diese als Betäubungsmittel verschlossen und gesondert aufbewahrt werden,*
- *bei einer begrenzten Gebrauchsdauer nach dem Öffnen der Verpackung das Anbruchs- oder Verbrauchsdatum ausgewiesen wird (es muss zweifelsfrei erkennbar sein, um welches Datum es sich handelt),*
- *Medikamente in Blisterpackungen entsprechend der Apothekenbetriebsordnung mit Namen der versorgten Person, Angaben zum enthaltenen Medikament mit Chargenkennzeichnung, Verfalldatum, Einnahmehinweisen, eventuellen Lagerungshinweisen und abgebender Apotheke ausgezeichnet sind.*

3. Erhält die versorgte Person die ihrem Bedarf entsprechende Unterstützung zur Einnahme/Applikation der Medikamente?

Zu prüfen ist hier,

- *ob besondere ärztliche Anordnungen vorliegen und die Versorgung diesen Anordnungen folgt,*
- *ob mögliche Nebenwirkungen der Medikamente beobachtet und beurteilt werden und bei auffälligen Veränderungen Kontakt zur behandelnden Ärztin oder zum behandelnden Arzt aufgenommen wird.*

4. Entspricht die Kommunikation mit der Ärztin oder dem Arzt den individuellen Erfordernissen?

Bei dieser Frage sind die für die jeweilige versorgte Person relevanten Erfordernisse zu beachten, die sich je nach Erkrankung bzw. je nach Therapie unterscheiden können.«[14]

---

[13] QPR 2019, S. 105
[14] QPR 2019, S. 105

Eine Hilfe für Ihren Arbeitsalltag

Für den Qualitätsaspekt 2.1 habe ich Ihnen diesen Test (▶ Tab. 6) vorbereitet. Nehmen Sie ihn zur Hand und überprüfen Sie anhand von elf Fragen, ob Ihre Einrichtung im Bereich der medikamentösen Therapie alle fachlichen Anforderungen der neuen Qualitätsprüfung erfüllt.

Tab. 6: Testfragen

Erfüllt meine Einrichtung im Bereich »medikamentöse Therapie« alle fachlichen Anforderungen der externen Prüfung?		
Frage	**Ja**	**Nein**
1. Führen Sie eine stichprobenartige Kontrolle der Medikamente und der dazugehörigen Verordnungen bei 10 Bewohnern durch: Entspricht die Unterstützung bei der Einnahme jeweils der ärztlichen Anordnung?	☐	☐
2. Sind alle Medikamente auch gemäß der ärztlichen Verordnung gerichtet?	☐	☐
3. Sind alle Medikamente personenbezogen beschriftet?	☐	☐
4. Sind sie übersichtlich und je Pflegekunden aufbewahrt?	☐	☐
5. Wird die Kühlschranktemperatur des Medikamentenkühlschranks regelmäßig kontrolliert?	☐	☐
6. Liegen die gemessenen Werte im Normbereich zwischen 2–8 °C?	☐	☐
7. Werden BTM in einem abgeschlossenen Schrank aufbewahrt?	☐	☐
8. Sind alle Salben und Tropfen mit Anbruch- und Verfalldatum beschriftet?	☐	☐
9. Bei Blistersystemen: Sind alle Medikamente mit dem Namen des Bewohners, Angaben zum enthaltenen Medikament mit Chargenkennzeichnung, Verfalldatum, Einnahmehinweisen, eventuellen Lagerungshinweisen und abgebender Apotheke ausgezeichnet?	☐	☐
10. Erhalten alle Bewohner die ihrem Bedarf entsprechende Unterstützung zur Einnahme/ Applikation der Medikamente (denken Sie dabei an nötiges mörsern oder der Gabe über eine Ernährungssonde)?	☐	☐
11. Gibt es bzgl. der medikamentösen Therapie eine regelmäßige Kommunikation mit den behandelnden Ärzten?	☐	☐
Auswertung: Konnten Sie bei jeder Frage Ja ankreuzen? Wunderbar, Ihre Einrichtung hat ein hohes fachliches Niveau im Bereich der medikamentösen Therapie! Einer externen Überprüfung können Sie ganz entspannt entgegensehen. Haben sie eine oder mehrere Fragen mit Nein beantwortet? Jetzt wissen Sie, bei welchen Punkten es noch Verbesserungsbedarf gibt! Fangen Sie gleich damit an.		

2.2 Schmerzmanagement

»Versorgte Personen mit Schmerzen erhalten ein fachgerechtes Schmerzmanagement«[15] – so lautet die dem Prüfkapitel vorangestellte Qualitätsaussage. Anhand der folgenden beiden Leitfragen erfolgt die Überprüfung, ob diese Qualitätsaussage in der Einrichtung auch praktisch umgesetzt wird.

»1. Ist die Schmerzsituation der versorgten Person fachgerecht erfasst worden?
Es ist zu beurteilen, ob bei Bedarf eine differenzierte Schmerzeinschätzung mit Berücksichtigung der Schmerzintensität, -lokalisation, der zeitlichen Dimension und der Konsequenzen für den Lebensalltag vorliegt.

2. Erhält die versorgte Person eine fachgerechte Unterstützung zur Schmerzbewältigung?
Zu beurteilen ist hier,

- *ob die individuelle Maßnahmenplanung bei vorliegenden chronischen Schmerzen die Schmerzsituation berücksichtigt,*
- *ob die Gabe von Schmerzmedikamenten der ärztlichen An- bzw. Verordnung entspricht,*
- *ob relevante Veränderungen der Schmerzsituation, die Wirkung von Schmerzmedikamenten und schmerzmittelbedingten Nebenwirkungen beobachtet und bei Bedarf der behandelnden Ärztin oder dem behandelnden Arzt mitgeteilt werden.*

Zu berücksichtigen sind hier wie auch an verschiedenen anderen Stellen die Grenzen der Einwirkungsmöglichkeiten der Einrichtung, insbesondere im Hinblick auf das ärztliche An- bzw. Verordnungsverhalten.«[16]

2.3 Wundversorgung

Die voran gestellte Qualitätsaussage in diesem Bereich lautet: *»Die Wunden von versorgten Personen werden fachgerecht versorgt.«*[17] Um das zu überprüfen stehen dem externen Prüfer diese zwei Leitfragen in seinem Prüfkatalog zur Verfügung.

»1. Wurde die Wundsituation fachgerecht erfasst?
Es ist zu beurteilen, ob eine fachgerechte Einschätzung der Wundsituation hinsichtlich der in der Wundbeschreibung aufgeführten Aspekte vorliegt.

---

[15] QPR 2019, S. 74
[16] QPR 2019, S. 106
[17] QPR 2019, S. 75

2. Erhält die versorgte Person eine fachgerechte Unterstützung bei der Wundversorgung?

Zu beurteilen ist hier,

- *ob die individuelle Maßnahmenplanung zur Wundversorgung die aktuelle Wundsituation berücksichtigt,*
- *ob die Versorgung entsprechend der ärztlichen Anordnungen erfolgt,*
- *ob der Heilungsprozess beobachtet und bei auffälligen Veränderungen oder fehlenden Fortschritten im Heilungsprozess Kontakt zur behandelnden Ärztin oder zum behandelnden Arzt aufgenommen wird*
- *ob die Wundversorgung hygienische Anforderungen berücksichtigt.«*[18]

2.4 Unterstützung bei besonderen medizinisch-pflegerischen Bedarfslagen

Die voran gestellte Qualitätsaussage in diesem Bereich lautet: »*Versorgte Personen mit besonderen medizinisch-pflegerischen Bedarfslagen werden bedarfsgerecht und entsprechend der ärztlichen An- bzw. Verordnung versorgt.«*[19]

Jetzt fragen Sie sich bestimmt, was mit »besonderen medizinisch-pflegerischen Bedarfslagen« gemeint ist – zum Glück wurde das in der Prüfungsrichtlinie[20] genau definiert:

- Absaugen
- Versorgung mit Beatmungsgerät
- Sanierung von MRSA-Trägern mit gesicherter Diagnose
- Versorgung von Drainagen
- Versorgung mit einem subrapubischen Katheter
- Perkutane endoskopische Gastrostomie (PEG)
- Versorgung mit Colo-/Ileo-/Uro- oder sonstigem Stoma
- Versorgung mit einer Trachealkanüle
- Versorgung mit einem zentralen Venenkatheter

Sollte einer dieser Punkte auf einen Ihrer Bewohner zutreffen, wird die Qualität der pflegerischen Versorgung anhand der folgenden Leitfragen geprüft.

»1. Werden die Maßnahmen entsprechend der ärztlichen An- bzw. Verordnung erbracht?

Zur Beurteilung ist die Verfügbarkeit der ärztlichen An- bzw. Verordnung erforderlich. Auf Basis der Befragung der versorgten Person, des Fachgesprächs mit den Mitarbeiterinnen und Mitarbeitern der Einrichtung und der Pflegedokumentation ist zu beurteilen, ob die Durchführung der An- bzw. Verordnung entspricht.

[18] QPR 2019, S. 107
[19] QPR 2019, S. 76
[20] QPR 2019, S. 44

2. Ist im Bedarfsfall (zum Beispiel bei gesundheitlichen Veränderungen oder kurz vor Ablauf des An- bzw. Verordnungszeitraums) eine Kommunikation mit der verordnenden Ärztin oder dem verordnenden Arzt erkennbar?
Zu beurteilen ist bei dieser Frage, ob die Einrichtung erkennbar den Versuch unternommen hat, über Sachverhalte, die die An- bzw. Verordnung betreffen, mit der verordnenden Ärztin oder dem verordnenden Arzt zu kommunizieren. Neben gesundheitlichen Veränderungen und dem Ende des Versorgungszeitraums sollten auch Unklarheiten im Zusammenhang mit der ärztlichen An- bzw. Verordnung Anlass sein, die Kommunikation mit der verordnenden Ärztin oder dem verordnenden Arzt zu suchen.

3. Werden Qualifikationsanforderungen berücksichtigt?
Bei dieser Frage geht es darum, ob die an- bzw. verordneten Maßnahmen von Pflegefachkräften durchgeführt werden und ob eine etwaige Beteiligung von Mitarbeiterinnen und Mitarbeitern, die über keine dreijährige Ausbildung verfügen, unter der Verantwortung von Pflegefachkräften erfolgt (z. B. Unterstützung der Versorgung von MRSA-Trägern).

4. Entspricht die Durchführung der Maßnahme dem aktuellen Stand des Wissens und etwaigen besonderen Anforderungen im Einzelfall?
Zu beurteilen ist, ob die Maßnahmen nach dem aktuellen Stand des Wissens fachgerecht durchgeführt werden. Nähere Hinweise hierzu finden sich in der Qualitätsprüfungs-Richtlinie Häusliche Krankenpflege (QPR-HKP) in der jeweils aktuellen Fassung.«[21]

2.5 Unterstützung bei der Bewältigung von sonstigen therapiebedingten Anforderungen

Ähnlich wie bei dem vorangegangenen Qualitätsaspekt fragt man sich hier auch beim ersten Lesen: Was sind denn »sonstige therapiebedingte Anforderungen«? Die Qualitätsprüfungsrichtlinie definiert diese als spezielle Anforderungen, die nicht bei den bisherigen Kapiteln 2.1 bis 2.4[22] eingeflossen sind.

Beispiel **Blutzuckermessung**

Werden bei der Blutzuckermessung Auffälligkeiten oder Defizite festgestellt, während andere Qualitätsaspekte bearbeitet wurden, kann der Prüfer sich unter 2.5 diesen nun näher widmen.

[21] QPR 2019, S. 108
[22] Vgl. QPR 2019, S. 109

Die Qualitätsaussage zu diesem Qualitätsaspekt lautet: »*Die versorgten Personen werden bedarfsgerecht und entsprechend der ärztlichen An- bzw. Verordnungen im Umgang mit sonstigen therapiebedingten Anforderungen unterstützt.*«[23]

Die Leitfragen dazu lauten:

1. **Werden Maßnahmen entsprechend der ärztlichen An-bzw. Verordnung durchgeführt?**
2. **Ist im Bedarfsfall eine Kommunikation mit der verordneten Ärztin oder dem verordneten Arzt erkennbar?**
3. **Entspricht die Durchführung der Maßnahme dem aktuellen Stand des Wissens und etwaigen besonderen Anforderungen im Einzelfall?«**[24]

Die Leitfragen entsprechen in ihren Definitionen den vorangegangenen aus den Kapiteln 2.1–2.4, aber wichtig: Der Qualitätsaspekt 2.5 wird nicht per se separat geprüft. Er dient lediglich dazu, bereits getroffene Feststellungen und Auffälligkeiten einzuordnen.

3.4.4 Qualitätsbereich 3: Unterstützung bei der Gestaltung des Alltagslebens und der sozialen Kontakte

3.1 Unterstützung bei der Beeinträchtigung der Sinneswahrnehmung

Nach der Qualitätsaussage, »*Versorgte Personen mit beeinträchtigter Sinneswahrnehmung werden in ihrem Alltagsleben und bei der Nutzung von Hilfsmitteln unterstützt*«[25], zählen folgende Leitfragen zu diesem Qualitätsaspekt:

»1. Wurden Beeinträchtigungen des Seh- oder Hörvermögens erfasst und in ihren Folgen für den Lebensalltag zutreffend eingeschätzt (einschließlich ihrer Bedeutung für gesundheitliche Risiken)?

Die Prüferin oder der Prüfer sollte sich im Gespräch und mit der Inaugenscheinnahme der versorgten Person ein eigenes Bild vom Seh- und Hörvermögen machen und bei der Beurteilung berücksichtigen.

2. Werden Maßnahmen ergriffen, um die Beeinträchtigungen des Seh- oder Hörvermögens zu kompensieren?

Zu beurteilen ist,

- *ob bei der individuellen Maßnahmenplanung die aktuellen Beeinträchtigungen des Seh- oder Hörvermögens berücksichtigt sind,*

---

[23] QPR 2019, S. 77
[24] QPR 2019, S. 109
[25] QPR 2019, S. 78

- *ob Anpassungen der Wohnumgebung an die Beeinträchtigungen vorgenommen worden sind*
- *ob die Entwicklung des Seh- oder Hörvermögens der versorgten Person beobachtet wird und bei auffälligen Veränderungen eine Kontaktaufnahme zur behandelnden Ärztin oder zum behandelnden Arzt erfolgt.*

3. Werden geeignete Hilfsmittel zur Kompensation der Beeinträchtigungen des Seh- oder Hörvermögens eingesetzt?

Es ist zu beurteilen, ob

- *der versorgten Person entsprechend ihrer Beeinträchtigungen von Seh- und Hörvermögen geeignete Hilfsmittel zur Verfügung stehen,*
- *die Hilfsmittel, soweit möglich, individuell angepasst sind,*
- *die versorgte Person jederzeit, ggf. mit Unterstützung durch eine Pflegekraft, die Hilfsmittel nutzen kann.«*[26]

3.2 Unterstützung bei der Tagesstrukturierung, Beschäftigung und Kommunikation

Die voran gestellte Qualitätsaussage in diesem Bereich lautet: »*Die versorgten Personen werden dabei unterstützt, eine ihren Bedürfnissen und Beeinträchtigungen entsprechende Tagesstruktur zu entwickeln und umzusetzen. Der versorgten Person stehen Beschäftigungsmöglichkeiten zur Verfügung, die mit ihren Bedürfnissen im Einklang stehen. Sie wird bei der Nutzung dieser Möglichkeiten unterstützt. Versorgte Personen mit beeinträchtigten kommunikativen Fähigkeiten werden in der Kommunikation, bei der Knüpfung und der Aufrechterhaltung sozialer Kontakte unterstützt.*«[27]

Anhand der folgenden Leitfragen versucht der Prüfer die Qualität der Versorgung in diesem Kapitel zu überprüfen.

1. Sind die Interessen an Aktivitäten und Gewohnheiten der versorgten Person bekannt?

Zu beurteilen ist, ob im Rahmen der Möglichkeiten der Einrichtung die aktuellen Interessen der versorgten Person in Erfahrung gebracht wurden. Auch sollte die Prüferin oder der Prüfer, soweit möglich, im Gespräch mit der Person aktuelle Interessen erfragen und diese bei der Beurteilung berücksichtigen.

---

[26] QPR 2019, S. 110

[27] QPR 2019, S. 79

2. Wurde mit der versorgten Person (oder ihren Bezugspersonen) eine individuelle Tagesstrukturierung erarbeitet?
Es ist zu beurteilen, ob die geplante Tagesstrukturierung individuell an die Wünsche und Gewohnheiten der versorgten Person angepasst wurde. Die geplante Tagesstrukturierung sollte Wach- und Ruhezeiten, Zeiträume für Mahlzeiten und Gewohnheiten der Person in Bezug auf den Tagesablauf beinhalten.

3. Orientieren sich pflegerische Versorgung und andere Hilfen an der individuell festgelegten Tagesstrukturierung und den Bedürfnissen der versorgten Person?
Zu beurteilen ist, ob in der Pflegedokumentation (insbesondere in der Maßnahmenplanung) und den tatsächlichen Abläufen im Lebensalltag eine individuelle Tagesstruktur erkennbar ist und sie den individuellen Bedürfnissen entspricht, soweit diese bekannt sind.

4. Erhält die versorgte Person Unterstützung dabei, bedürfnisgerechten Beschäftigungen im Lebensalltag nachzugehen?
Zu beurteilen ist, ob der versorgten Person geplante Gruppen- oder Einzelaktivitäten angeboten werden, die seinen Interessen und seinen individuellen Möglichkeiten entsprechen. Zu beurteilen ist zudem, ob die individuelle Unterstützung, die die Person unabhängig von geplanten Angeboten erhält, eine bedürfnisgerechte und den individuellen Fähigkeiten entsprechende Beschäftigung ermöglichen.«[28]

Tab. 7: Checkliste

Unterstützen Sie Ihren Bewohner bei der Tagesstrukturierung optimal?	
1. Die Interessen an Aktivitäten Ihres Bewohners sind bekannt und dokumentiert.	☐
2. Sie haben mit dem Bewohner eine individuelle Tagesstruktur erarbeitet.	☐
3. Die pflegerische Versorgung und andere Hilfestellungen seitens der Pflegekräfte orientieren sich an der individuellen Tagesstruktur und den Bedürfnissen des Bewohners.	☐
4. Der Bewohner erhält Unterstützung, bedürfnisgerechten Beschäftigungen in seinem Alltag nachzugehen.	☐
Auswertung: Können Sie überall einen Haken setzen? Prima, dann berücksichtigen Sie in Ihrem Alltag bereits alle relevanten Punkte der neuen Qualitätsprüfung. Können Sie einen oder mehrere Punkte nicht abhaken? Hier sollten Sie alsbald nachbessern.	

[28] QPR 2019, S. 111 f.

3.3 Nächtliche Versorgung

»Die Einrichtung leistet auch in der Nacht eine bedarfs- und bedürfnisgerechte Versorgung«[29] – so lautet die dem Qualitätsaspekt vorangestellte Qualitätsaussage. Anhand von drei Leitfragen erfolgt die Überprüfung, ob diese in der Einrichtung auch praktisch umgesetzt wird.

»1. Liegt eine aussagekräftige Bedarfseinschätzung und Maßnahmenplanung für die nächtliche Versorgung vor?
Hinweise in der Pflegedokumentation sind nur dann erforderlich, wenn ein nächtlicher Unterstützungsbedarf besteht.

2. Wird bei bestehenden Ein- und Durchschlafschwierigkeiten eine darauf ausgerichtete Unterstützung geleistet?
Hierzu gehört auch die Frage, inwieweit eine geeignete Tagesstruktur existiert und die versorgte Person tagsüber in Aktivitäten eingebunden ist.

3. Berücksichtigt die Maßnahmenplanung besondere Risikosituationen während der Nacht (z. B. bei Personen mit motorisch geprägten Verhaltensauffälligkeiten)?
Liegt eine solche Risikosituation vor, sollten in der Maßnahmenplanung entsprechend Hinweise (zumindest Hinweise zur notwendigen Beobachtung) enthalten sein.«[30]

3.4.5 Qualitätsbereich 4: Unterstützung in besonderen Bedarfs- und Versorgungssituationen

4.1 Unterstützung der versorgten Person in der Eingewöhnungsphase nach dem Einzug

Nach der Qualitätsaussage, *»Die versorgte Person wurde während der Eingewöhnung in die neue Lebensumgebung zielgerichtet unterstützt«*[31], zählen folgende Leitfragen zu diesem Qualitätsaspekt.

[29] QPR 2019, S. 80
[30] QPR 2019, S. 112
[31] QPR 2019, S. 81

»1. Wurde vor dem Einzug oder kurzfristig (innerhalb von 24 Stunden) nach dem Einzug der versorgten Person eine Einschätzung vorgenommen, ob beziehungsweise in welchen Punkten ein dringender Versorgungsbedarf besteht?
Zu beurteilen ist, ob vor oder unmittelbar nach dem Einzug

- *die ärztlich an- bzw. verordnete Medikation erfasst wurde,*
- *eine erste Einschätzung gesundheitlicher Risiken erfolgte (beispielsweise Dekubitusrisiko, Sturzrisiko oder Nahrungsmittelunverträglichkeiten),*
- *geeignete Maßnahmen zu den erfassten Risiken eingeleitet wurden.*

2. Bei Langzeitpflege:
Leistete die Einrichtung in den ersten Wochen nach dem Einzug zielgerichtete Unterstützung?

Zu überprüfen ist, ob die Einrichtung eine individuell auf die versorgte Person abgestimmte Begleitung in den ersten Wochen nach dem Einzug umgesetzt hat. Dazu zählt beispielsweise eine der versorgten Person und den Angehörigen namentlich bekannte Ansprechpartnerin oder ein Ansprechpartner, der in den ersten Wochen regelmäßig Kontakt aufnimmt, Unterstützung bei der Kontaktaufnahme zu anderen Personen, die zielgerichtete Integration in Aktivitäten, die Kommunikation mit der Person selbst, spezifische biografieorientierte Maßnahmen (z. B. bei Demenzkranken) und ähnliche Maßnahmen.

Im Mittelpunkt der Prüfung steht die Frage, ob die Einrichtung ein systematisches Vorgehen plante und realisierte. Der Prüfer hat allerdings nicht zu beurteilen, ob das gesamte Spektrum an Maßnahmen, die sich als Unterstützung in der Eingewöhnungsphase eignen, berücksichtigt wurde.

3. Bei Kurzzeitpflege:
Leistete die Einrichtung in den ersten Tagen nach der Aufnahme zielgerichtete Unterstützung?

Der Qualitätsaspekt wird im Falle von Kurzzeitpfleggästen analog geprüft, aber mit etwas anderen Akzentuierungen. Zu überprüfen ist, ob die Einrichtung eine individuell auf die versorgte Person abgestimmte Begleitung in den ersten Tagen nach der Aufnahme umgesetzt hat. Dazu zählen beispielsweise eine der versorgten Person und deren Angehörigen namentlich bekannte Ansprechpartnerin oder ein Ansprechpartner, die oder der in den ersten Tagen regelmäßig Kontakt aufnimmt, die Integration in Aktivitäten, spezifische biografieorientierte Maßnahmen (z. B. bei Demenzkranken) u. ä.«[32]

---

[32] QPR 2019, S. 113

4.2 Überleitung bei Krankenhausaufenthalten

»Die Pflegeeinrichtung leistet im Rahmen ihrer Möglichkeiten einen Beitrag, im Falle notwendiger Krankenhausaufenthalte die Versorgungskontinuität sicherzustellen und Belastungen der versorgten Person im Krankenhaus zu vermeiden«[33] – so lautet die dem Qualitätsaspekt voran gestellte Qualitätsaussage. Entsprechend sind die beiden Leitfragen dazu folgende.

»1. Wurden dem Krankenhaus Informationcn zum Gesundheitszustand, zum pflegerischen Versorgungsbedarf und zu den individuellen Bedürfnissen übermittelt?

Zu beurteilen ist, ob die Einrichtung Informationen zu folgenden Punkten bei der Überleitung in ein Krankenhaus übermittelt hat:

- *Benennung einer laufenden ärztlichen Behandlung,*
- *Angehörige beziehungsweise Betreuerinnen oder Betreuer, sowie ggf. Vorsorgevollmacht oder Patientenverfügung,*
- *Beeinträchtigungen, Bedarf und benötigte Hilfsmittel,*
- *Ansprechpartnerinnen oder Ansprechpartner der Pflegeeinrichtung,*
- *Individuelle Bedürfnisse und Gewohnheiten,*
- *gegebenenfalls Informationen zu herausfordernd erlebtem Verhalten.«*[34]

Tipp

Fast alle Einrichtungen verfügen mittlerweile über ein festes Formular zur Überleitung ins Krankenhaus. Überprüfen Sie dieses jetzt, ob es alle eben benannten Punkte enthält. Wenn Ja – prima! Wenn Nein – ergänzen Sie diese Punkte.

Danach werden Sie in der Prüfung bei diesem Qualitätsaspekt immer positiv abschneiden.

»2. Erfolgte eine Aktualisierung der Bedarfseinschätzung und bei Bedarf eine Anpassung der Maßnahmenplanung nach der Rückkehr der versorgten Person?

Zu beurteilen ist, ob unmittelbar nach Rückkehr der versorgten Person von einem Krankenhausaufenthalt

- *Veränderungen der Bedarfseinschätzung inklusive Veränderungen der Risikosituation beurteilt wurden,*

---

[33] QPR 2019, S. 82

[34] QPR 2019, S. 114

- *gegebenenfalls die individuelle Maßnahmenplanung der versorgten Person an die geänderte Bedarfs- und Risikoeinschätzung angepasst wurde,*
- *notwendige Folgetermine für die ambulante Nachsorge vereinbart wurden oder die behandelnden Ärztinnen oder Ärzte über die Rückkehr der versorgten Person informiert wurden.«*[35]

4.3 Unterstützung von versorgten Personen mit herausfordernd erlebtem Verhalten und psychischen Problemlagen

Die voran gestellte Qualitätsaussage lautet: »*Versorgte Personen mit herausfordernd erlebtem Verhalten erhalten eine ihren Verhaltensweisen und psychischen Problemlagen entsprechende Unterstützung.«*[36] Die Qualität der Versorgung wird mittels dieser Leitfragen bei der externen Qualitätsprüfung überprüft.

»1. Erfolgten eine Erfassung der Verhaltensweisen der versorgten Person und eine darauf aufbauende Einschätzung, ob aus dem Verhalten ein Unterstützungsbedarf erwächst?
Die Einschätzung muss eine gegebenenfalls vorliegende, verhaltensbedingte Risikosituation und Aussagen dazu, ob und welcher Unterstützungsbedarf durch das Verhalten ausgelöst wird, enthalten.

2. Wurden verhaltenswirksame Faktoren identifiziert und Maßnahmen eingeleitet, um diese Faktoren zu begrenzen oder zu kompensieren?
Zu beurteilen ist, ob Faktoren identifiziert wurden, die das herausfordernd erlebte Verhalten fördern oder begrenzen und ob daran orientiert geeignete Maßnahmen geplant und durchgeführt werden, um das herausfordernd erlebte Verhalten zu begrenzen oder zu kompensieren.

3. Erhält die versorgte Person eine geeignete Unterstützung, um trotz der Verhaltensproblematik Bedürfnisse zu befriedigen und Wohlbefinden zu erleben?
Zu beurteilen ist, ob die Bedürfnisse und das Wohlbefinden der versorgten Person beobachtet werden und gegebenenfalls Maßnahmen ergriffen werden, um das Wohlbefinden der Person zu verbessern und sie mit ihrem herausfordernd erlebten Verhalten in die Pflegeeinrichtung zu integrieren. Die Maßnahmenplanung sollte Maßnahmen enthalten, die das Wohlbefinden und die Integration der versorgten Person fördern können.«[37]

---

[35] Ebd.
[36] QPR 2019, S. 59
[37] QPR 2019, S. 116

4.4 Freiheitsentziehende Maßnahmen

Nach der Qualitätsaussage, »*Der Einsatz von Gurtfixierungen, Bettseitenteilen und anderen Fixierungen wird soweit wie möglich vermieden; im Falle eines Einsatzes werden die jeweils relevanten fachlichen Anforderungen beachtet*«[38], zählen die folgenden beiden Leitfragen zu diesem Qualitätsaspekt.

»1. Wird/wurde die Notwendigkeit der eingesetzten freiheitsentziehenden Maßnahme/n regelmäßig überprüft?
Zu beurteilen ist, ob die angewendete freiheitsentziehende Maßnahme regelmäßig hinsichtlich ihrer Notwendigkeit durch eine Pflegefachkraft überprüft wird und beendet wird, wenn sie nicht mehr notwendig ist. Das Überprüfungsintervall ist abhängig vom Krankheitsbild und dem Pflegezustand der versorgten Person.

2. Erfolgt/e der Einsatz der Maßnahme/n fachgerecht?
Zu beurteilen ist, ob
- *die angewendete freiheitsentziehende Maßnahme technisch korrekt erfolgt,*
- *Risiken für die versorgten Personen durch eine fachgerechte Anwendung minimiert werden,*
- *Intimsphäre und Würde der versorgten Personen gewahrt werden.«*[39]

3.5 Der Prüfbogen B zur Beurteilung auf Einrichtungsebene

In diesem Kapitel schauen wir uns den kompletten Prüfbogen der Strukturqualität näher an. Dieser nennt sich offiziell »Prüfbogen B zur Beurteilung auf der Einrichtungsebene« und ist der Leitfaden der externen Prüfer für diesen Bereich.

Die ersten Seiten beziehen sich auf allgemeine Angaben. Strukturelle Daten wie Datum des Abschlusses des Versorgungsvertrags oder das Institutionskennzeichen werden hier abgefragt. Damit man hier nicht in die Verlegenheit kommt, alle relevanten Daten während der Prüfung (oder am Tag zuvor) hektisch zusammenzusuchen, empfehle ich Ihnen, sich rechtzeitig vorzubereiten.

Nehmen Sie dafür gern die beiden vorbereiteten Muster-Formulare (▸ Tab. 8) (▸ Tab. 9) zur Hand und füllen Sie sie in Ruhe und mit Muße für Ihre Einrichtung aus. Ich habe darauf alle Angaben zusammengefasst, die die Prüfer abfragen werden. Haben Sie zur Prüfung diese Musterdokumente mit all Ihren Angaben schon zuvor zusammengestellt, ersparen Sie sich viel Stress und können sofort professionell antworten.

---

[38] QPR 2019, S. 60
[39] QPR 2019, S. 116

Tab. 8: Muster-Formular

Prüfung auf der Einrichtungsebene – Allgemeine Angaben

1. Name der Einrichtung:
2. Straße:
3. PLZ/ Ort:
4. Institutionskennzeichen (IK):
5. Telefon:
6. Fax:
7. E-Mail:
8. Internetadresse:
9. Träger/ Inhaber:
10. Trägerart: ☐ privat ☐ freigemeinnützig ☐ öffentlich ☐ nicht zu ermitteln
11. ggf. Verband:
12. Einrichtungsart: ☐ vollstationär ☐ solitäre Kurzzeitpflege
13. Datum Abschluss Versorgungsvertrag:
14. Datum Inbetriebnahme der stationären Einrichtung:
15. Name der Einrichtungsleitung:
16. Name der verantwortlichen Pflegefachkraft:
17. Name der stellvertretenden verantwortlichen Pflegefachkraft:
18. ggf. Vorhandene Zweigstelle:
19. Name der Ansprechpartnerin oder des Ansprechpartners für die DCS:
20. E-Mail der Ansprechpartnerin oder des Ansprechpartners für die DCS:
21. Art der Einrichtung und Versorgungssituation:

	Vollstationäre Pflege		Kurzzeitpflege
Vorgehaltene Plätze:	__________		__________
	Vollstationäre Pflege (Langzeit):	Eingestreute Kurzzeitpflege:	
	__________	__________	
Belegte Plätze:	__________	__________	__________

Prüfung auf der Einrichtungsebene – Allgemeine Angaben

22. Struktur der Wohn- und Pflegebereiche:

Wohn-/ Pflegebereich:	Bereich auf 1 Ebene: ☐ ja ☐ nein	Anzahl versorgte Personen:	Kein Pflegegrad:	Pflegegrad (PG) 1:	PG 2:	PG 3:	PG 4:	PG 5:

23. Anzahl versorgte Personen mit:
    - ☐ Wachkoma:
    - ☐ Beatmungspflicht:
    - ☐ Dekubitus:
    - ☐ Blasenkatheter:
    - ☐ PEG-Sonde:
    - ☐ Fixierung:
    - ☐ Kontraktur:
    - ☐ vollständiger Immobilität:
    - ☐ Tracheostoma:
    - ☐ Multiresistenten Erregern:

Tab. 9: Muster-Formular

Prüfung auf der Einrichtungsebene – Angaben zur Zusammensetzung des Personals						
Funktion/ Qualifikation	Vollzeit (☐ Std./ Woche) Anzahl MA	Teilzeit Anzahl MA	Teilzeit Stellenumfang	Geringfügig Beschäftigte Anzahl MA	Geringfügig Beschäftigte Stellenumfang	Personal gesamt Stellen in Vollzeit
Pflege						
Verantwortliche Pflegefachkraft						
Stellv. Verantwortliche Pflegefachkraft						
Altenpfleger/in						
Gesundheits- und Krankenpfleger/in						
Gesundheits- und Kinderkrankenpfleger/in						
Heilerziehungspfleger/in						
Krankenpflegehelfer/in						

3

Prüfung auf der Einrichtungsebene – Angaben zur Zusammensetzung des Personals						
Funktion/ Qualifikation	Vollzeit (☐ Std./ Woche) Anzahl MA	Teilzeit Anzahl MA	Teilzeit Stellenumfang	Geringfügig Beschäftigte Anzahl MA	Geringfügig Beschäftigte Stellenumfang	Personal gesamt Stellen in Vollzeit
Altenpflegehelfer/in						
Angelernte Kräfte						
Auszubildende						
Bundesfreiwilligendienst-Leistende						
Freiwilliges soziales Jahr						
Sonstige						
Zusätzliches Personal nach PpSG (§ 8 Abs. 6 SGB XI)						
Betreuung						
Sozialpädagogin/ Sozialpädagoge						
Sozialarbeiter/in						
Ergotherapeut/in						
Beschäftigungstherapeut/in						
Sonstige						
Zusätzliche Betreuungskräfte nach § 43 SGB XI						
Hauswirtschaftliche Versorgung						
Hauswirtschaftliche Fachkräfte (2–3jährige Ausbildung oder Studium)						
Hilfskräfte und angelernte Kräfte						
Sonstige						

3.5.1 Qualitätsbereich 5: Bedarfsübergreifende Qualitätsaspekte

Grundlage der Beurteilung sind hier die Feststellungen, die die Prüferinnen und Prüfer bereits bei anderen Qualitätsaspekten getroffen haben. Weitergehende Feststellungen sind nicht vorgesehen. Die Prüfer tragen die relevanten Feststellungen zum jeweiligen Thema zusammen und bewerten diese für die Einrichtung als Ganzes.

Deshalb hat hier im Prüfbogen B der erste Bereich die Nummer 5 – er schließt damit quasi strukturell an die Prüfung beim Pflegekunden an, die mit dem Qualitätsbereich Nummer 4 – Unterstützung in besonderen Bedarfs- und Versorgungssituationen – geendet hat.

5.1 Abwehr von Risiken und Gefährdungen

Die voran gestellte Qualitätsaussage in diesem Qualitätsaspekt lautet: »*Gesundheitliche Risiken und Gefährdungen der versorgten Person werden zuverlässig eingeschätzt. Entsprechend der individuellen Risikosituation werden Maßnahmen zur Reduzierung von Risiken und zur Vermeidung von Gefährdungen unter Beachtung der Bedürfnisse der versorgten Person geplant und umgesetzt.*«[40]

Zur Beurteilung wird keine separate Informationserfassung durchgeführt, denn die gesundheitlichen Risiken und Gefährdungen wurden bei den anderen Qualitätsaspekten direkt oder indirekt erfasst, beispielsweise bei den folgenden zuvor geprüften Themen:

- Mobilität
- Ernährung und Flüssigkeitsversorgung
- Körperpflege
- Wundversorgung
- Medikamentöse Therapie
- Unterstützung von versorgten Personen mit herausfordernd erlebtem Verhalten und psychischen Problemlagen.

Die Prüfer sollen daher jetzt alle relevanten Feststellungen nutzen, die bei der Prüfung auf der Ebene der personenbezogenen Versorgung gemacht worden sind und ihre Einschätzung anhand folgender Leitfrage vornehmen:
»*1. Erfolgen in der Einrichtung eine fachgerechte Risikoerfassung sowie eine fachgerechte Planung und Umsetzung von Maßnahmen zur Reduzierung von Risiken und Vermeidung von Gefährdungen der versorgten Person?*«[41]

---

[40] QPR 2019, S. 85
[41] Ebd.

5.2 Biografieorientierte Unterstützung

Nach der Qualitätsaussage »*Die Unterstützung der versorgten Personen orientiert sich an individuell bedeutsamen Ereignissen oder Erfahrungen im Lebensverlauf. Die persönlichen Bezüge der versorgten Person zu solchen Ereignissen und Erfahrungen werden genutzt, um den Alltag bedürfnisgerecht zu gestalten, positive Emotionen zu fördern und – insbesondere bei kognitiv beeinträchtigten Personen – die Bereitschaft zu Kommunikation und Aktivität zu fördern*«[42], zählt die folgende Leitfrage zu diesem Qualitätsaspekt:
»1. Werden bei der Unterstützung der versorgten Personen biografische Aspekte berücksichtigt und werden – wenn dies angezeigt ist – Möglichkeiten, Bezüge auf bedeutsame Ereignisse oder Erfahrungen im Lebensverlauf herzustellen, genutzt?«[43]

5.3 Einhaltung von Hygieneanforderungen

»*Grundlegende Hygieneanforderungen werden eingehalten und umgesetzt*«[44] – so lautet die Qualitätsaussage zu diesem Kapitel. Nicht verwunderlich ist daher die Leitfrage zur Beurteilung:
»1. Werden in der Einrichtung die grundlegenden Hygieneanforderungen eingehalten?«[45]

Beispiel **Kein Desinfektionsplan!**

Dem Prüfer fällt im Rahmen der Prüfung beim Pflegekunden auf, dass an keinem öffentlichen Bereich ein Desinfektionsplan aushängt. Er fragt die Pflegefachkraft im Fachgespräch danach – auch diese kann ihm dazu nichts sagen. Sie weiß nicht, wo die Desinfektionspläne in der Einrichtung sind. Das wäre ein Punkt, den es jetzt bei diesem Qualitätsaspekt im Rahmen der Prüfung auf Einrichtungsebene mit den Verantwortlichen zu besprechen gilt.

---

42 QPR 2019, S. 86
43 Ebd.
44 QPR 2019, S. 87
45 Ebd.

5.4 Hilfsmittelversorgung

Die voran gestellte Qualitätsaussage dieses Qualitätsaspekts lautet: *»Die Einrichtung leistet für die versorgte Person eine fachgerechte Unterstützung bei der Nutzung von Hilfsmitteln.«*[46]

Die Informationserfassung speist sich dabei wieder aus der vorangegangenen Prüfung beim Bewohner. Hier insbesondere bei Unterstützung

- im Bereich der Mobilität,
- bei der Ernährung und Flüssigkeitsversorgung,
- bei Kontinenzverlust, Kontinenzförderung,
- bei der Körperpflege,
- bei Beeinträchtigungen in der Sinneswahrnehmung,
- der versorgten Person in der Eingewöhnungsphase nach dem Einzug.

Anhand der Leitfrage wird die externe Beurteilung vorgenommen:
»1. Erfolgt in der Einrichtung eine fachgerechte Unterstützung der versorgten Personen im Bereich Hilfsmittelversorgung?«[47]

5.5 Schutz von Persönlichkeitsrechten und Unversehrtheit

Nach der Qualitätsaussage *»Die Einrichtung gewährt den Schutz von Persönlichkeitsrechten und die Unversehrtheit der versorgten Person«*[48], zählt die folgende Leitfrage zu diesem Qualitätsaspekt:
»1. Gewährleistet die Einrichtung den Schutz von Persönlichkeitsrechten und die Unversehrtheit der versorgten Person?«[49]

Info

Als Quellen für die Informationserfassung der Prüfer werden die folgenden Bereiche bei der Prüfung am Bewohner genannt:

- Unterstützung bei Kontinenzverlust, Kontinenzförderung,
- Körperpflege,
- Freiheitsentziehende Maßnahmen,
- Unterstützung von versorgten Personen mit herausfordernd erlebtem Verhalten und psychischen Problemlagen.

---

[46] QPR 2019, S. 88
[47] Ebd.
[48] QPR 2019, S. 89
[49] Ebd.

Beispiel Verhaltensauffälligkeit

Herr Schmidt ist stark verhaltensauffällig. Er läuft permanent auf dem Wohnbereich umher, lautiert dabei und fasst alle Mitarbeiter an – er zerrt an ihren Händen und lässt sie kaum mehr los.
Dem Prüfer vor Ort bietet sich bei der Begutachtung folgendes Bild: Eine Mitarbeiterin der Hauswirtschaft wird von Herrn Schmidt festgehalten, weiß sich nicht mehr zu helfen und ruft laut über den ganzen Wohnbereich: »Lass mich endlich los!«

3

Können Sie nun im Nachhinein keine stattgefundenen Schulungen zur Gewaltprävention, zum Umgang mit herausforderndem Verhalten oder ähnliches nachweisen, wäre das ungünstig. Sie als Arbeitgeber sind u. a. dafür zuständig, Herrn Schmidt in seinem als herausfordernd erlebten Verhalten zu schützen und entsprechend allen Mitarbeitern Handlungsanleitungen zum Umgang mit demselben zur Verfügung zu stellen.

3.5.2 Qualitätsbereich 6: Einrichtungsinterne Organisation und Qualitätsmanagement

6.1 Qualifikation der und Aufgabenwahrnehmung durch die verantwortliche Pflegefachkraft

Die voran gestellte Qualitätsaussage dieses Qualitätsaspekts lautet: »*Die Einrichtung hält qualifizierte Leitungskräfte vor. Die verantwortliche Pflegefachkraft nimmt ihre Aufgaben zur Gewährleistung von Fachlichkeit und einer angemessenen Dienstorganisation wahr.*«[50]
Anhand von sieben Fragen überprüfen die Prüfer, ob das der Fall ist.

Tipp
Überprüfen Sie jetzt mit Hilfe dieser Checkliste bereits, ob Sie alle Anforderungen erfüllen. Können Sie dort bei jedem Punkt einen Haken setzen?
Prima, dann ist alles stimmig.
Können Sie einen, oder vielleicht sogar mehrere Punkte nicht abhaken?
Hieran sollten Sie bis zur nächsten externen Prüfung dringend arbeiten, sonst könnte dieser Punkt/diese Punkte negativ bewertet werden.

[50] QPR 2019, S. 90

Tab. 10: Checkliste

Qualifikation und Aufgabenwahrnehmung durch die verantwortliche Pflegefachkraft gemäß Prüfbogen B der externen Prüfung stimmig?	✓
Die verantwortliche Pflegefachkraft verfügt über die notwendige Qualifikation und Erfahrung (Pflegefachkraft, ausreichende Berufserfahrung, Weiterbildung zum Erwerb einer formalen Leitungsqualifikation).	☐
Die Stellvertretung der verantwortlichen Pflegefachkraft ist eine Pflegefachkraft.	☐
Die verantwortliche Pflegefachkraft steht in einem sozialversicherungspflichtigen Beschäftigungsverhältnis.	☐
Die stellvertretende verantwortliche Pflegefachkraft steht in einem sozialversicherungspflichtigen Beschäftigungsverhältnis.	☐
Die verantwortliche Pflegefachkraft verfügt über genügend Zeit für die Wahrnehmung ihrer Aufgaben.	☐
Die verantwortliche Pflegefachkraft sorgt für eine fachgerechte Planung, Durchführung und Evaluation der Pflegeprozesse.	☐
Die verantwortliche Pflegefachkraft sorgt für die Ausrichtung der Dienstplanung am Pflegebedarf und den Qualifikationsanforderungen.	☐
Auswertung: Können Sie bei jedem Punkt einen Haken setzen? Prima, dann ist alles stimmig. Können Sie einen, oder vielleicht sogar mehrere Punkte nicht abhaken? Hieran sollten Sie bis zur nächsten externen Prüfung dringend arbeiten, sonst könnte dieser Punkt/ diese Punkte negativ bewertet werden.	

6.2 Begleitung Sterbender und ihrer Angehörigen

»Die Einrichtung sorgt für geeignete Rahmenbedingungen für ein würdevolles Sterben und Abschiednehmen. Dies schließt auch den respektvollen Umgang mit Verstorbenen ein. Die Unterstützung berücksichtigt den individuellen biografischen, kulturellen und religiösen Hintergrund sowie die individuellen Wünsche und Vorstellungen Sterbender und ihrer Angehörigen. Sie orientiert sich an dem Ziel, bestmögliche Lebensqualität in der letzten Lebensphase herzustellen.«[51] So lautet die voran gestellte Qualitätsaussage.

Anhand von fünf Fragen wird die Strukturqualität in diesem Bereich überprüft. Auch dafür habe ich Ihnen eine Checkliste für Ihre interne Überprüfung vorbereitet. Nutzen Sie dieses Instrument gern heute schon in Ihrem Arbeitsalltag und erfahren Sie, ob Sie alle geforderten Voraussetzungen erfüllen.

[51] QPR 2019, S. 92

Tab. 11: Checkliste

Die Begleitung Sterbender und ihrer Angehörigen ist gemäß Prüfbogen B der externen Prüfung stimmig?	✓
Es liegt ein schriftliches Konzept für die Begleitung Sterbender und ihrer Angehörigen vor.	☐
Es gibt Regelungen für die Zusammenarbeit mit externen Einrichtungen (z. B. Palliativdienste, Hospizinitiativen) und namentlich bekannte Ansprechpartnerinnen und Ansprechpartner für solche Einrichtungen.	☐
Es ist konzeptionell geregelt, dass die Wünsche der versorgten Person und der Angehörigen für den Fall einer gesundheitlichen Krise und des Versterbens erfasst werden.	☐
Es ist konzeptionell geregelt, dass Patientenverfügungen oder Vorsorgevollmachten den Mitarbeiterinnen und Mitarbeitern bekannt sind und jederzeit verfügbar sind.	☐
Es ist konzeptionell geregelt, dass im Sterbefall eine direkte Information der Angehörigen entsprechend den von ihnen hinterlegten Wünschen erfolgt.	☐
Auswertung: Können Sie bei jedem Punkt einen Haken setzen? Prima, dann ist alles stimmig. Können Sie einen, oder vielleicht sogar mehrere Punkte nicht abhaken? Hieran sollten Sie bis zur nächsten externen Prüfung dringend arbeiten, sonst könnte dieser Punkt/ diese Punkte negativ bewertet werden.	

3

6.3 Maßnahmen zur Vermeidung und zur Behebung von Qualitätsdefiziten

Nach der Qualitätsaussage, »*Die Einrichtung verfügt über ein systematisches Qualitätsmanagement und reagiert zeitnah und mit angemessenen Maßnahmen auf Qualitätsdefizite. Es gibt definierte Verfahren zur Auswertung und Nutzung von Qualitätskennzahlen*«[52], wird die Umsetzung in der Einrichtung anhand dieser Leitfragen überprüft:

»1. Werden geeignete Maßnahmen im Rahmen des internen Qualitätsmanagements durchgeführt, um Qualitätsdefizite zu identifizieren?«[53]
Zu prüfen ist, ob die Einrichtung über regelhafte Verfahren verfügt, mit denen Qualitätsprobleme in der laufenden Versorgung entdeckt werden können (unabhängig von externen Prüfungen).

- Gibt es ein festes Procedere für Auswertungen?
- Aus welchem Anlass führen Sie beispielsweise Pflegevisiten durch?
- Wer führt diese durch? Gibt es ein festes Formular dazu?

All diese (und weitere) Punkte sollten im Sinne eines sinnvollen Qualitätsmanagementsystems definiert sein.

[52] QPR 2019, S. 93
[53] QPR 2019, S. 93

»2. Werden Qualitätsdefizite systematisch bewertet und bei Bedarf bearbeitet?«[54]
Zu beurteilen ist, ob sich die Einrichtung – abgesehen von den Qualitätsindikatoren – mit externen Qualitätsbeurteilungen oder intern identifizierten Defiziten auseinandersetzt und konkrete Maßnahmen einleitet. Die Einrichtung kann dies ggf. auch beispielhaft anhand eines identifizierten (und behobenen) Qualitätsdefizits aufzeigen. Die Frage ist mit »trifft nicht zu« zu beantworten, wenn keine weiteren Qualitätsdefizite identifiziert wurden.

»3. Hat die Einrichtung geeignete Maßnahmen eingeleitet, um schlechte Versorgungsergebnisse (Qualitätsindikatoren) zu verbessern?«[55]
Diese Frage ist nur in Einrichtungen zu bearbeiten, für die die betreffenden Qualitätskennzahlen vorliegen. Zu prüfen ist, ob die als »weit unter dem Durchschnitt« bewerteten Ergebnisse aufgegriffen wurden, um mittelfristig bessere Ergebnisse zu erzielen, und ob die hierzu eingeleiteten Maßnahmen geeignet sind, dieses Ziel zu erreichen.

»4. Werden Maßnahmen zur Qualitätssicherung evaluiert?«[56]
Hier ist zu beurteilen, ob systematisch überprüft wird, welche Wirkung Maßnahmen zur Verbesserung von Qualität bzw. Maßnahmen zur Behebung von Qualitätsdefiziten erzielt haben.

»5. Sind die Mitarbeiterinnen und Mitarbeiter in Verfahren zur Identifizierung von Qualitätsproblemen einbezogen?«[57]
Zu prüfen ist, ob die Einrichtung regelhafte Verfahrensweisen definiert hat, mit denen die interne Kommunikation von Qualitätsdefiziten oder qualitätssichernde Verfahren erfolgt und die Mitarbeiterinnen und Mitarbeiter zur Reflexion der Versorgungsqualität im Alltag angehalten werden.

---

[54] Ebd.
[55] Ebd.
[56] Ebd.
[57] Ebd.

Tipp
Für das Kapitel 6.3 der QPR sollten Sie schon jetzt ein Vorgehen erarbeiten, wie Sie mit dem Feedbackbericht zur Meldung der Versorgungsergebnisse in Zukunft intern umgehen werden:
- Wer wertet den Feedbackbericht in erster Linie aus?
- Gibt es danach eine Besprechung/einen Qualitätszirkel, mit allen an der Meldung beteiligten Mitarbeitern?
- Wenn es Qualitätsprobleme zu verbessern gibt:
  - Wer wird der Hauptverantwortliche dafür?
  - In welchem Rahmen werden die Qualitätsprobleme angegangen?

3.6 Der Abschluss der externen Prüfung: Ihre Beratung und die Bewertung

Am Schluss jeder externen Qualitätsprüfung findet eine gemeinsame Besprechung aller Prüfer und der Verantwortlichen der stationären Einrichtung statt. Zuerst erfolgt eine gegenseitige Reflektion der stattgefundenen Zusammenarbeit.

Anschließend fassen die Prüfer die wichtigsten auffälligen Punkte zusammen und beraten zu diesen:
- Welche Defizite sind aufgefallen?
- Was kann die Einrichtung für die Zukunft verbessern?

Auf diesen beiden Fragen sollte der Fokus liegen, denn Sie erinnern sich bestimmt an die Einleitung des Kapitels zur neuen Qualitätsprüfung: Durch das neue konzeptionelle Grundverständnis steht ab 2020 der Beratungsauftrag, sozusagen die Hilfe zur Selbsthilfe für die Einrichtungen, noch einmal mehr im Vordergrund.

Nach ca. 14 Tagen erhält die Einrichtung das schriftliche Feedback der Prüfung. Hier finden Sie nun Ihre Bewertung. Die Ergebnisse der externen Qualitätsprüfung werden mittels eines 4-stufigen Systems dargestellt. Die Abstufung soll sichtbar machen, inwieweit sich aus einem fachlichen Defizit tatsächlich negative Folgen für den Pflegekunden ergeben (haben).

Alle Abstufungen werden mit den Buchstaben A–D bezeichnet. Diese Definitionen stecken dahinter:

- **A:** Keine Auffälligkeiten oder Defizite
  Für die zu beurteilenden Sachverhalte gab es keinen Hinweis auf ein fachliches Defizit.
- **B:** Auffälligkeiten, die keine Risiken oder negative Folgen für den Bewohner erwarten lassen
  Für die Sachverhalte wurden Auffälligkeiten festgestellt, die jedoch keine Auswirkungen für den Bewohner nach sich ziehen.
- **C:** Defizit mit dem Risiko negativer Folgen für den Bewohner
  Das trifft auf Situationen zu, in denen noch keine negative Folge eingetreten ist, aber ein durch die Einrichtung zu verantwortendes Risiko dafür besteht.
  Fachliche Defizite wirken sich nicht automatisch nachteilig auf den Bewohner aus.
- **D:** Defizite mit eingetretenen negativen Folgen für den Bewohner
  - Jetzt ist bereits eine negative Folge aufgrund eines fachlichen Defizits eingetreten:
    - Der Bewohner hat eine gesundheitliche Schädigung infolge des Handelns oder infolge von Unterlassung der Mitarbeiter erlitten.
    - Der Bewohner erhält regelmäßig nicht die seinem Bedarf entsprechende Unterstützung; die Unterstützung könnte aber von der Einrichtung geleistet werden.
    - Der Bewohner erhält regelmäßig nicht die seinen Bedürfnissen entsprechende Unterstützung; die Unterstützung könnte aber von der Einrichtung geleistet werden.

Info

Für den Prüfbogen B, der Beurteilung auf Einrichtungsebene, existiert keine solche Differenzierung von A-D. Bei der Bewertung der Bereiche/Qualitätsaspekte des Prüfbogen B wird nur festgehalten, ob ein Defizit festgestellt wurde oder nicht

4 Das neue interne Qualitätsmanagement

In diesem Kapitel ist es mein Ziel, Ihnen abschließend vorzustellen, wie Sie Ihr neues Qualitätsmanagement ab sofort aufbauen sollten. Und zwar so, dass Sie damit in Zukunft die externen Anforderungen, die sich aus dem neuen Prüfverfahren zur Erfassung, Messung und Prüfung der Qualität in der stationären Pflege ergeben, ganz leicht erfüllen - und dabei zusätzlich auch noch Ihre eigenen einrichtungsinternen Schwerpunkte sinnvoll abbilden.

Im ersten Schritt haben Sie sich in den vorangegangenen Kapiteln mit den Inhalten der halbjährlichen Erhebung der Versorgungsergebnisse und der neuen Qualitätsprüfung vertraut gemacht.

Jetzt gilt es **im zweiten Schritt** zu überlegen, welche Anpassungen im internen Qualitätsmanagement nötig sind. Denn die Schlussfolgerung liegt auf der Hand: Je besser Ihr internes Qualitätsmanagement in Zukunft aufgestellt und auf die Erhebung der Versorgungsergebnisse, bzw. die Anforderungen der neuen Qualitätsprüfung abgestimmt ist, desto einfacher und effizienter können Sie die Qualität der Versorgung in Ihrer Einrichtung sicherstellen.

Wichtig **Qualität ist Ihre Aufgabe**

Lösen Sie sich bitte von der reinen Qualitätssicherung und dem Gedanken einer QM-Arbeit, die nur externe Stellen bedienen soll, und gehen Sie über zu eigenverantwortlicher, proaktiver Qualitätsarbeit in Ihrer Einrichtung.

In Ihrem neuen Qualitätsmanagement der Zukunft gilt es:

- Die Rollen und Aufgabenverteilung innerhalb Ihrer Einrichtung neu zu denken,
- das bisherige Qualitätsmanagement zu entbürokratisieren und an die neuen Anforderungen anzupassen und
- die Beteiligung der Basis-Pflegefachkräfte zu fördern.

Wie das alles praktisch umzusetzen ist? Indem Sie im Pflegealltag auf sechs Instrumente zurückgreifen, um den Status Quo der täglichen Versorgung und Dokumentation zu sichern. Und indem Sie ein zukunftsweisendes Pflegecontrolling aufbauen, das die externen Anforderungen erfüllt und gleichzeitig Ihre internen Qualitätsmerkmale abbildet.

4.1 Sechs Instrumente für den Pflegealltag

4.1.1 Die Weiterqualifizierung Ihrer Pflegefachkräfte

Das Fachgespräch zwischen einem externen Prüfer und dem Mitarbeiter der Einrichtung während der Qualitätsprüfung wird ab sofort als gleichwertige Datenquelle gegenüber der Dokumentation angesehen. Die Versorgung des Pflegekunden professionell darzustellen, schlüssig zu kommunizieren und fachlich sicher zu argumentieren setzt auf Seiten der Pflegefachkräfte ein hohes Maß an Fachlichkeit voraus.

Ihre sinnvolle Vorgehensweise: Überlegen Sie anhand der folgenden zehn Punkte (▸ Tab. 12), bei welchen Ihrer Fachkräfte in welchen Bereichen Fort- und Weiterbildungsbedarf besteht und leiten Sie diesen ein.

Das Ziel am Ende des Prozesses besteht darin, über einen festen Personenkreis weiterqualifizierter Fachkräfte zu verfügen, die als fachliche Ansprechpartner für die künftige externe Qualitätsprüfung eingesetzt werden können.

Tab. 12: Checkliste

10 Punkte, die Pflegefachkräfte jetzt erfüllen sollten	
1. Sinn und Hintergrund des indikatorengestützten Verfahrens kennen	☐
2. Über das Begutachtungsinstrument Bescheid wissen	☐
3. Sich im Bereich der Freiheitsentziehenden Maßnahmen auskennen	☐
4. Über das Wundmanagement Bescheid wissen	☐
5. Das Schmerzmanagement kennen	☐
6. Über das Sturzmanagement Bescheid wissen	☐
7. Das Risiko »Mangelernährung« kennen	☐
8. Sicher und kompetent auftreten können	☐
9. Über eine gepflegte Ausdrucksweise verfügen	☐
10. Argumentative Stärke besitzen	☐

Info
Aus diesem Grund wird die neue Qualitätsprüfung jetzt auch einen Arbeitstag zuvor angekündigt. Das gibt den Einrichtungen die Chance, sich intern sinnvoll zu organisieren, abzustimmen und die Verantwortlichkeiten für die Fachgespräche mit den Prüfern festzulegen.

Haben Sie Ihr Personal im Vorfeld gut vorbereitet, können Sie der externen Regelprüfung in Zukunft entspannt entgegensehen.

4.1.2 Die Pflegevisite nach Neuaufnahme

Pflegevisiten sind seit jeher eine der Hauptaufgaben von Führungskräften wie der Pflegedienstleitung oder den Mitarbeitern des Qualitätsmanagements, denn nur im Rahmen einer Pflegevisite erhalten sie den umfassenden Einblick in die Versorgung der Pflegekunden.

Wichtig **Pflegevisite ist Qualitätsmanagement**

Eine Pflegevisite dient im Rahmen des Qualitätsmanagements der Erhebung und Bewertung des Ist-Zustandes eines Pflegekunden. Inhaltlich sollten dabei der Pflegekunde selbst und auch dessen Pflegedokumentation begutachtet werden.

In der Regel werden zwei Formen von Pflegevisiten unterschieden:
Eine regelmäßige Visite zur kontinuierlichen Überprüfung des Status Quo, beispielsweise im jährlichen Rhythmus.

Und auf der anderen Seite die anlassbezogene Pflegevisite, etwa vor geplanten Höhergraduierungen, nach einer Beschwerde des Pflegekunden, nach der Neuaufnahme oder nach einem Krankenhausaufenthalt.

Die Pflegevisite nach Neuaufnahme hat folgende Ziele:
- die Überprüfung der Vollständigkeit der durchgeführten Neuaufnahme,
- die Überprüfung der Vollständigkeit der Pflegedokumentation und
- die Überprüfung der Sinnhaftigkeit des geplanten Pflegeprozesses.

Tipp

Ich empfehle Ihnen, die Durchführung der Pflegevisite zwei Wochen nach der Neuaufnahme des Bewohners zu planen. Verantwortlich ist die Pflegedienstleitung oder ein Mitarbeiter des Qualitätsmanagements.

Anbei finden Sie ein Muster-Formular (▶ Tab. 13) für die Pflegevisite nach Neuaufnahme, das alle relevanten Punkte erhält, die Sie für die halbjährliche Meldung der Versorgungsergebnisse und die externe Qualitätsprüfung brauchen. Gern können Sie das Formular für Ihren Arbeitsalltag nutzen und bei Bedarf noch um Ihre internen fachlichen Schwerpunkte ergänzen.

Tab. 13: Musterformular Pflegevisite

Pflegevisite nach Neuaufnahme	✓
Name des Pflegekunden:	
Datum:	
Name der durchführenden Pflegefachkraft:	
Diagnosen und Allergien bekannt und dokumentiert?	☐
Kostform (mit Vorlieben und Abneigungen bei Speisen und Getränken)?	☐
Medikamente dokumentiert?	☐
Verordnungen vorhanden und stimmig?	☐
Vitalwerte erhoben? ☐ Blutdruck ☐ Puls ☐ Blutzucker ☐ Gewicht ☐ Größe	
Bei den Vitalwerten: Individuelle Warnwerte festgelegt?	☐
Hilfsmittel mit Nummer und individueller Beschreibung dokumentiert?	☐
Risikomanagement/Risikomatrix erhoben und stimmig? ☐ Dekubitus ☐ Sturz ☐ Inkontinenz ☐ Schmerz ☐ Ernährung (Mangelernährung und Exsikkose) ☐ Sonstiges → Alle Risiken mit Begründung in die jeweiligen Themenfelder der SIS eingearbeitet? → Bei einem »ja« bei »weiterer Einschätzung nötig?«: Entsprechend weitere Differrentialassessments erhoben? Ergebnisse im Pflegebericht und im Themenfeld dokumentiert? → Maßnahmenplanung entsprechend angepasst?	

Pflegevisite nach Neuaufnahme	✓
☐ Schmerzeinschätzung durchgeführt? → bei vorhandenem Schmerz: Wurde ein Schmerzprotokoll geführt und ausgewertet? → Ist die Medikation angemessen oder gibt es Handlungsbedarf?	
Wunddokumentation bei Bedarf angelegt und stimmig?	☐
Informationssammlung/SIS® erhoben und stimmig?	☐
Maßnahmenplanung/Tagesstruktur steht?	☐
Einschätzung stimmiger Pflegegrad vorgenommen/aktuelles Begutachtungsinstrument ausgefüllt?	☐
Integrationsgespräch wurde geführt und mit Datum und Teilnehmer dokumentiert?	☐
Aussagekräftiger Pflegebericht zum Neueinzug geschrieben?	☐
Biografie erhoben und in die Informationssammlung eingetragen, anschließend auch bei der Maßnahmenplanung berücksichtigt?	☐
Freiheitsentzug nötig/abgeklärt/dokumentiert?	☐
Verordnung Inkontinenzmaterial liegt vor?	☐
Anforderung und Planung der Therapie/Betreuung ok?	☐
Milieu- und persönliche Zimmergestaltung passend?	☐
Versorgungssituation ist geregelt?	☐
Stecktafel ok (Versorgungsgruppe und Dusch-/Badeplanung)?	☐
Zusatzformulare bei Bedarf angelegt (Lagerung, Ein-/Ausfuhr, Mundpflege)?	☐
Beschriftung Hilfsmittel erledigt (bei Rollstühlen mit Angabe des Gewichts)?	☐

Folgender Handlungsbedarf besteht:

Handlungsbedarf bearbeiten bis: ______________________________
(Frist maximal 1 Woche)

Datum und Unterschrift Abarbeitung: ______________________________

Überarbeitung kontrolliert:

Datum und Unterschrift: ______________________________

4.1.3 Die Pflegevisite nach einem Krankenhausaufenthalt

Die Pflegevisite nach einem Krankenhausaufenthalt hat die folgenden Ziele:

- Überprüfung des aktuellen Allgemeinzustandes des Pflegekunden,
- Ableitung eines eventuellen weiteren Handlungsbedarfs,
- Überprüfung der angepassten Pflegedokumentation und des angepassten Pflegeprozesses.

Ich empfehle Ihnen die Durchführung eine Woche nach der Rückkehr des Bewohners aus dem Krankenhaus. Nutzen Sie gerne wieder dieses Musterformular, bei Bedarf ergänzen Sie es um eigene einrichtungsinterne Punkte.

Tipp

Prüfen Sie die Möglichkeit technischer Schnittstellen. Stellen Sie sich ganz praktisch Folgendes vor: Eine Pflegekundin war nach einem Sturz mit Oberschenkelhalsfraktur im Krankenhaus. Dort wurde ihre Medikation umgestellt und neue Diagnosen kamen hinzu. Nach erfolgreicher Rekonvaleszenzphase ist die Kundin wieder zurück in Ihrer Pflegeeinrichtung.

Die Fachkräfte bearbeiten ihre Pflegedokumentation gemäß der neuen Diagnosen, einer eventuell geänderten Medikation und einer veränderten Pflegesituation. Wäre es nicht ideal, wenn alle Angaben nun auch schon in der nächsten halbjährlichen Meldung der Versorgungsergebnisse aktualisiert wären?

Wie viel Zeit würden Sie am tatsächlichen Stichtag einsparen, wenn Sie sich darauf verlassen könnten, dass der Status Quo jedes Pflegekunden in der PC-Dokumentation stets aktuell ist! Ich empfehle Ihnen deshalb, die Möglichkeit einer technischen Schnittstelle zwischen Ihrem Softwareanbieter und der DAS zu prüfen. Im Idealfall können fortlaufend alle aktuellen Angaben hinterlegt werden.

Tab. 14: Musterformular

Pflegevisite nach Krankenhausaufenthalt	✓
Name des Pflegekunden:	
Datum:	
Name der durchführenden Pflegefachkraft:	
Neue Diagnosen dokumentiert?	☐
Arztbericht vorhanden, ausgewertet und abgelegt?	☐
Krankenkassenkarte vorhanden?	☐
Bewusstseinslage: ☐ wach ☐ schläfrig ☐ somnolent ☐ komatös ☐ im Wachkoma	
Hautzustand: ☐ intakt ☐ trocken ☐ neue Wunde → Bei Bedarf: Wunddokumentation angelegt? → Bei Bedarf: Externer/interner Wundexperte informiert?	
Mobilisation: ☐ wie vorher ☐ verändert → Verordnung KG oder Ergotherapie nötig?	
Risikomanagement/Risikomatrix erhoben und stimmig? ☐ Dekubitus ☐ Sturz ☐ Inkontinenz ☐ Schmerz ☐ Ernährung (Mangelernährung und Exsikkose) ☐ Sonstiges → Alle Risiken mit Begründung in die jeweiligen Themenfelder der SIS eingearbeitet? → Bei einem »ja« bei »weiterer Einschätzung nötig?«: Entsprechend weitere Differrential-assessments erhoben? Ergebnisse im Pflegebericht und im Themenfeld dokumentiert? → Maßnahmenplanung entsprechend angepasst?	
☐ Schmerzeinschätzung durchgeführt? → bei vorhandenem Schmerz: Wurde ein Schmerzprotokoll geführt und ausgewertet? → Ist die Medikation angemessen oder gibt es Handlungsbedarf?	
Gewicht: ______________ kg ☐ Zunahme ☐ konstant ☐ Abnahme → Pflegerische Reaktion auf Zu- oder Abnahme adäquat? → Ernährungs- oder Einfuhrprotokoll notwendig?	
Informationssammlung/SIS® evaluiert?	☐
Maßnahmenplanung/Tagesstruktur angepasst?	☐
Einschätzung stimmiger Pflegegrad vorgenommen/aktuelles Begutachtungsinstrument ausgefüllt?	☐
Hausarzt wurde informiert?	☐

4

Pflegevisite nach Krankenhausaufenthalt	✓
Medikamentenänderung: ☐ nein ☐ ja, welche? ______ → Mit den Diagnosen abgeglichen, mit dem Hausarzt abgestimmt und korrekt gerichtet?	☐
Aussagekräftiger Pflegebericht nach der Krankenhausrückkehr geschrieben?	☐
Freiheitsentzug jetzt ein Thema?	☐
Verordnung Inkontinenzmaterial liegt vor?	☐
Anforderung und Planung der Therapie/Betreuung ok?	☐
Milieu- und persönliche Zimmergestaltung passend?	☐
Palliative Versorgung notwendig? ☐ nein ☐ ja → Bei »ja«: Palliativfachkraft informieren → Ggf. Anpassung Therapieziel vornehmen	
Folgender Handlungsbedarf besteht: Handlungsbedarf bearbeiten bis: ______ (Frist maximal 1 Woche) Datum und Unterschrift Abarbeitung: ______ Überarbeitung kontrolliert: Datum und Unterschrift: ______	

4.1.4 Die jährliche Pflegevisite

Ich rate Ihnen bei allen Pflegekunden, unabhängig vom Pflegegrad, einmal im Jahr eine Pflegevisite durchzuführen. Die Ziele dieser Pflegevisite sind:

- die Überprüfung des Allgemeinzustandes des Pflegekunden, seines geplanten Pflegeprozesses und seiner Pflegedokumentation,
- die Eruierung der Kundenzufriedenheit und
- die Ableitung eines weiteren qualitätsfördernden Handlungsbedarfs.

Die jährlichen Pflegevisiten können gut von den Bereichsleitungen durchgeführt werden. Das hat zum einen den Vorteil, dass die Pflegedienstleitung/das Team des Qualitätsmanagements entlastet ist – dort sollten sinnigerweise alle anderen hier vorgestellten Pflegevisiten angesiedelt sein.

Zum anderen erreichen Sie dadurch eine stetige Vertiefung fachlicher Inhalte auf der mittleren Führungsebene.

Beispiel **Gegenseitige Pflegevisiten**

Im Haus Sonnenschein gibt es die beiden Bereiche »Bergblick« und »Meeresrauschen«. Die Bereichsleitung des Bereichs Bergblick führt die jährlichen Pflegevisiten aller Pflegekunden des Bereichs Meeresrauschen durch, die Kollegen vom Bereich Meeresrauschen visitieren den Bereich Bergblick.

Alle im Muster-Formular (▶ Tab. 15) benannten Punkte sollten in Ihrer Pflegevisite enthalten sein.

Tab. 15: Musterformular

Jährliche Pflegevisite	✓
Name des Pflegekunden:	
Datum:	
Name der durchführenden Pflegefachkraft:	
Pflegedokumentation	
Stimmt die EDV-Dokumentation mit der Papierdokumentation überein?	☐
Enthält der Pflegebericht Angaben zu Veränderungen und Abweichungen von geplanten Maßnahmen?	☐
Kann dem Pflegebericht situationsgerechtes Handeln der Mitarbeiter bei akuten Ereignissen entnommen werden? Roter Faden stimmig?	☐
Informationssammlung/SIS® stimmig?	☐
Maßnahmenplanung ok?	☐
Sind alle Risiken erfasst und mit Begründung in die jeweiligen Themenfelder der Info-Sammlung/ Pflegeplanung eingearbeitet? → Bei einem »ja« bei »weiterer Einschätzung nötig?«: Entsprechend weitere Differrentialassessments erhoben? Ergebnisse im Pflegebericht und im Themenfeld dokumentiert? → Maßnahmenplanung entsprechend angepasst?	☐
Einschätzung stimmiger Pflegegrad vorgenommen/ aktuelles Begutachtungsinstrument ausgefüllt?	☐
Ist die Biografie vollständig erhoben, in der Informationssammlung eingefügt und bei der Maßnahmenplanung berücksichtigt?	☐
Wenn eine Wunddokumentation besteht: Wird diese gemäß Standard geführt?	☐
Werden Freiheitsentziehende Maßnahmen angewandt? → Wenn ja: Sind diese angemessen und nötig? → Erfolgen regelmäßige Evaluierungen?	☐

Jährliche Pflegevisite	✓
Diagnosen, Medikation und Verordnungen	
Stimmen Diagnosen und Medikamente sinnhaft überein?	☐
Haben alle Medikamente Indikations- und Dosierungsangaben?	☐
Haben alle Vitalwerte individuelle Grenzwerte, werden sie gemäß der ärztlichen AO erhoben und wird bei Auffälligkeiten reagiert?	☐
Ist die ärztliche AO und Durchführung von Behandlungspflegen stimmig und sinnhaft?	☐
Ist die Kommunikation mit den behandelnden Ärzten regelmäßig und nachvollziehbar?	☐
Ist der Umgang mit den Medikamenten sach- und fachgerecht? Passen die Applikationsformen zum AZ des Pflegekunden?	☐
Pflegesituation	
Gepflegtes Erscheinungsbild?	☐
Milieugestaltung/Lebensraum Bett passend?	☐
Kognitive und körperliche Ressourcen und Einschränkungen stimmig zu den Angaben in der Informationssammlung und der Maßnahmenplanung?	☐
Risikomanagement stimmig?	☐
Liegt ein Blasenverweilkatheter? → Wenn ja: Wechsel regelmäßig gemäß ärztlicher Anordnung und auch dokumentiert?	☐
Liegt eine Ernährungspumpe? → Wenn ja: Einstichstelle Körper reizlos?	☐
Entspricht der Pflegegrad dem aktuellen Zustand?	☐
Liegen Vorsorgevollmacht oder Patientenverfügung vor? → Wenn nein: Auftrag an die Palliativfachkraft	☐
Zufriedenheit des Pflegekunden	
Wie geht es Ihnen?	☐
Wie gefällt Ihnen Ihr Zimmer und der Wohnbereich?	☐
Sind Sie mit der pflegerischen, therapeutischen und hauswirtschaftlichen Versorgung zufrieden?	☐
Passen die Klingelzeiten?	☐
Haben Sie Wünsche oder Beschwerden?	☐
Haben Sie einen Herzenswunsch?	☐
Gibt es regelmäßig Kontakt zu den Angehörigen? → Wenn nein: Dann jetzt im Rahmen der Pflegevisite.	☐

Jährliche Pflegevisite	✓
Meldung der Versorgungsergebnisse und externe Qualitätsprüfung	
Gab es von der letzten Erhebung der Versorgungsergebnisse einen Handlungsbedarf? → Wenn ja: Wurde dieser zeitnah umgesetzt? → Defizit nun verlässlich behoben oder weiterer Handlungsbedarf?	☐
Gab es von der letzten externen Überprüfung (Heimaufsicht oder MDK-/PKV-Prüfdienst) einen Handlungsbedarf? → Wenn ja: Wurde dieser zeitnah umgesetzt? → Defizit nun verlässlich behoben oder weiterer Handlungsbedarf?	☐
Folgender Handlungsbedarf besteht: Handlungsbedarf bearbeiten bis: ____________________ (Frist maximal 1 Woche) Datum und Unterschrift Abarbeitung: ____________________ Überarbeitung kontrolliert: Datum und Unterschrift:	

4.1.5 Die Pflegevisite bei akuter Veränderung

Der Begriff »Akute Veränderungen« umschließt alle größeren Veränderungen bei Ihren Pflegekunden. Ein Pflegekunde hat einen Harnwegsinfekt und wird akut ärztlich-pflegerisch behandelt? Das ist kein Grund für eine Pflegevisite. Die Routine aller To do's ist in Ihren Fachkräften verankert, es besteht keine Notwenigkeit seitens der Pflegedienstleitung, hier stärker zu insistieren.

Der Pflegekunde hat innerhalb eines halben Jahres nun schon den vierten Harnwegsinfekt? Dann sollte eine Pflegevisite nach Veränderung stattfinden. Offenbar war die ein-, zwei-, dreimalige Therapie nicht ausreichend, eine genauere Ursachenforschung und die Planung entsprechender Maßnahmen sollte im Rahmen der Pflegeprozesssteuerung durch die Pflegedienstleitung gesichtet und vorgeschlagen werden.

Info

Einmalige Veränderungen ohne weitreichende Konsequenzen sind kein Grund für eine Pflegevisite. Dinge, die mehrmals auftreten oder massive Folgen nach sich ziehen, sollten aber genauer im Blick der PDL/des QM sein, um weiteren fachlichen Handlungsbedarf zeitnah zu eruieren.

Die Durchführung sollte bei jeder großen akuten Veränderung rasch erfolgen. Die Pflegedienstleitung oder ein Mitarbeiter des Qualitätsmanagements braucht dafür kein aufwendiges Musterformular. Da es sich jeweils um eine einzelne Überprüfung handelt, genügen strukturierende Oberpunkte wie

- Veränderung,
- bereits durchgeführte Maßnahmen,
- weiterer Handlungsbedarf,
- Frist und
- die Benennung des verantwortlichen Mitarbeiters.

4.1.6 Die Wundvisite

An fünfter Stelle aller Pflegevisiten, die es braucht, um eine kontinuierliche Qualität der Versorgung sicherzustellen, steht die Wundvisite. Wie der Name sagt, sollte diese nur bei den Pflegekunden durchgeführt werden, bei denen eine Wunde vorhanden ist.

Ist dies der Fall, dann sollte sich die Pflegedienstleitung oder ein Mitarbeiter des Qualitätsmanagements alle zwei Wochen sowohl die Wunde selbst, als auch die dazugehörige Dokumentation überprüfen. Dabei liegt der Fokus auf den folgenden sieben Leitfragen:

1. Hat sich die Wunde im Vergleich zu letzter Woche verschlechtert?
2. Wenn Ja: Ist die direkte Wundversorgung noch passend oder sollte diese mit dem behandelnden Arzt besprochen werden?
3. Ist die Wunddokumentation evaluiert?
4. Sind die Angaben in der Dokumentation stimmig zur eigenen durchgeführten Visite?
5. Sind die Hilfsmittel passend?
6. Ist die Maßnahmenplanung auf dem aktuellen Stand?
7. Welchen Handlungsbedarf gibt es?

Die Ergebnisse der Visite werden im Anschluss an die jeweilige Bezugspflegefachkraft zur Bearbeitung weitergeleitet.

4.1.7 Fazit

Diese sechs Instrumente stellen eine kontinuierliche Qualität Ihrer pflegerischen Versorgung sicher. Die **Weiterqualifizierung** Ihrer Pflegefachkräfte etwa für das künftige Fachgespräch ist sinnvoll und zukunftsweisend.

Die **Pflegevisite nach Neuaufnahme** sorgt dafür, dass der individuelle Pflege- und Versorgungsbedarf jedes neuen Pflegekunden zielgerichtet erhoben und geplant wird – ein optimaler Start zu Beginn Ihres Pflegeauftrags.

Die **Pflegevisite nach einem Krankenhausaufenthalt** sorgt für eine stimmige Evaluation nach einer einschneidenden gesundheitlichen Veränderung.

Die **jährliche Pflegevisite** beugt der Betriebsblindheit vor und sorgt dafür, dass Kleinigkeiten, die im Alltag schnell einmal übersehen werden, ausgemerzt werden.

Die **Pflegevisite nach akuter Veränderung** steigert die direkte Qualität der pflegerischen Versorgung und hilft Auffälligkeiten zeitnah aktiv zu begegnen.

Die **Wundvisite** sorgt für eine optimale Versorgungsqualität und eine korrekte Dokumentation der Behandlung.

Ihrem internen QM stehen mit dem Ansatz der Weiterqualifizierung und den fünf Pflegevisiten sechs starke Instrumente zur Verfügung, die dafür sorgen, dass die Versorgung und die Dokumentation jedes Pflegekunden zeitnah auf einem fachlich korrekten aktuellen Stand sind.

Der Erhebung der Versorgungsergebnisse und der externen Qualitätsprüfung können Sie so selbstbewusst entgegensehen.

Bauen Sie zeitgleich noch ein übergeordnetes Pflegecontrolling auf, erreichen Sie die optimale Qualität in der Versorgung. Erfahren Sie dazu mehr im nächsten Kapitel.

5 Das übergeordnete Pflegecontrolling

In den vorangegangenen Kapiteln haben Sie schon viel geschafft: Sie wissen jetzt über die geschichtliche Entwicklung des Qualitätsmanagements in der Pflege Bescheid und kennen das neue Verfahren zur Erfassung, Messung und Prüfung der Qualität in der stationären Pflege.

Über die neue externe Qualitätsprüfung haben Sie sich informiert und auch darüber, welche sechs Instrumente in Ihrem neuen Qualitätsmanagement zukünftig den Status Quo der täglichen Versorgung der Pflegekunden sichern.

Im letzten Kapitel geht es jetzt um das i-Tüpfelchen Ihres Qualitätsmanagements, um das First Class Programm, mit dem Sie Ihre Qualität auf das absolute Top-Niveau der Pflegebranche heben. Das gelingt Ihnen mit dem Aufbau eines zukunftsweisenden Pflegecontrollings, das alle externen Anforderungen erfüllt und gleichzeitig Ihre eigenen und individuellen Qualitätsmerkmale abbildet.

5.1 Sinn und Hintergrund des übergeordneten Pflegecontrolling

Das Pflegecontrolling ist ein Führungs- und Steuerungsinstrument für den Pflegeprozess. Es sollte auf der übergeordneten Leitungsebene genutzt werden, um die pflegefachliche Begleitung und Versorgung der Pflegekunden sicherzustellen, das professionelle Qualifikationsniveau der Mitarbeiter stetig weiterzuentwickeln und die zukunftsweisende Ausrichtung des eigenen Unternehmens voranzutreiben.

Wichtig **Das Ziel**

Ziel des neuen Controllings ist es, die internen Qualitätsauswertungen so umzustellen, dass sie auf die Datenerhebung der Versorgungsergebnisse angepasst werden. Alle Anforderungen der Qualitätsindikatoren sollten zusammengefasst und ein Konzept entwickelt werden, wie dieses in Zukunft in den täglichen Routineablauf der Einrichtung integriert werden können.

Aber: Vergessen Sie dabei nicht Ihre eigenen qualitativen internen Schwerpunkte. Ein Beispiel: Innerhalb Ihrer Einrichtung ist Ihnen der Punkt »Arzneimitteltherapiesicherheit (AMTS)« wichtig. Sie haben sich hier im Laufe der Zeit einen starken internen Standard erarbeitet und sehen das Thema als Qualitätsmerkmal, das Sie von Ihren Mitbewerbern unterscheidet.

Ihre internen Schwerpunkte sollten daher unbedingt auch in das neue Pflegecontrolling integriert werden, sodass am Schluss eine Synthese zwischen allen externen Anforderungen und den internen Schwerpunkten entsteht.

Info

Bei dem zukunftsweisenden Pflegecontrolling sind Risikobewertungen/Evaluationen nach einer akuten Veränderung beim Pflegekunden kein Thema. Diese werden über die Instrumente, die ich Ihnen im vorherigen Kapitel (▶ Kap. 4.1) vorgestellt habe, abgedeckt. Im Pflegecontrolling geht es jetzt um reine Routineevaluationen, die der langfristigen Qualitätssteigerung dienen.

5.2 Stellen Sie sich die richtigen Leitfragen

Ich empfehle Ihnen bei der Erarbeitung Ihres neuen Pflegecontrollings zuerst einen Qualitätszirkel auf Leitungsebene durchzuführen und anhand der folgenden Leitfragen zu arbeiten:

1. Welche Nachweise/Dokumentation brauchen Sie, um auf pflegefachlicher Ebene die Anforderungen der Heimaufsicht, des MDK und der Meldung der Versorgungsergebnisse umzusetzen?
2. Was sind Ihre internen Qualitätsschwerpunkte, die Ihre Einrichtung auszeichnen und von Mitbewerbern abheben und wie möchten Sie diese unternehmensintern steuern?

5.3 Plädoyer für ein geplantes Controlling

Gehen Sie bei Ihrem Risikomanagement bisher nach den Vorgaben des Strukturmodells vor? Schätzen Sie also die Risiken einmalig bei der Neuaufnahme eines Pflegekunden ein und legen anschließend für die Zukunft individuelle Evaluationsdaten für jedes Risiko für jeden Pflegekunden fest?

Meine Erfahrungen in der Praxis hat gezeigt: Das System ist gut in der Theorie gedacht. Aber gerade in stationären Einrichtungen funktioniert es im Alltag oft nicht. Da habe ich etwas Besseres für Sie!

5.4 Denkanstoß: Individuelle Bearbeitung oder regelmäßiges Controlling?

Gerade mit der Einführung des Strukturmodells ist die Evaluierung von Risiken ja sehr individuell geworden. Von der Theorie her sollen Pflegefachkräfte bei jedem Pflegekunden das Risiko routinemäßig bei Neueinzug/Aufnahme einschätzen und danach dann ein individuelles Evaluationsdatum setzen. Sie müssen also im weiteren Verlauf bei jedem Pflegekunden ganz individuell festlegen, wann Sie welches Risiko wieder evaluieren.
Ich kann Ihnen aus meiner praktischen Erfahrung sagen, dass dieses Vorgehen für Einrichtungen eine immense Fehlerquelle darstellt. Der Grund: Wenn man sich entscheidet, so individuell zu arbeiten, dann

- müssen den Pflegefachkräften entsprechende Zeitfenster zur Verfügung stehen,
- ist es Voraussetzung, dass alle sehr fit beim Thema »Büro-Organisation« sind, also das Fristenmanagement für ggf. bis zu 40 Pflegekunden organisieren können und
- es braucht ein stabiles Arbeitsumfeld und feste Kollegen/Ansprechpartner/Verantwortliche.

Beispiel **Ein Rechenbeispiel**

Auf einem Wohnbereich betreuen Sie als Pflegefachkraft im Rahmen der Bezugspflege sieben Pflegekunden. Die Pflichtrisiken, die Sie gemäß der Risikomatrix je Pflegekunde im Auge behalten sollten, sind insgesamt fünf, nämlich Dekubitus, Sturz, Inkontinenz, Schmerz und Ernährung.
Hinzu kommen noch die individuellen sonstigen Risiken wie Gefahr der Thrombose, der Aspiration etc. Hier hat jeder Pflegekunde in der Regel bestimmt zwei weitere. Das wären also insgesamt sieben Risiken je sieben Pflegekunden. Das heißt in der Theorie müssten Sie 49 (7 Risiken x 7 Pflegekunden) verschiedene Evaluationsdaten beständig im Blick haben.

Beim heute herrschenden Personalmangel funktioniert das individuelle Fristenmanagement nur sehr bedingt. Daher empfehle ich Ihnen für Ihr First Class Pflegecontrolling in einigen Bereichen die Rückkehr zu Routine-Evaluationen.

5.4.1 Ein beispielhafter sinnvoller Aufbau

Im Folgenden stelle ich Ihnen ein beispielhaftes Pflegecontrolling vor, das Sie prima übernehmen können:

- Alle pflegefachlichen externen Anforderungen sind hier abgebildet und bedient.
- Wichtige Themenbereiche einer hohen Versorgungsqualität wie z. B. der der Psychopharmaka sind integriert.

→ Bei einer konsequenten Anwendung und Umsetzung in der Praxis ist Ihnen die Top-Bewertung Ihrer Versorgungsqualität garantiert.

Der Gesamtüberblick/Ihr Jahresplan

Ein Jahresplan für alle Anforderungen gibt Ihrem Unternehmen und Ihren Mitarbeitern einen prima Überblick. Zusätzlich gelingt es Ihnen mit einem solchen Modell, die jeweiligen Verantwortlichkeiten und den entsprechenden Zeitbedarf zielgerichtet festzulegen.

Beispiel **Büro-Tage fürs Pflegecontrolling**

Im Wohnbereich Bergblick übernimmt die Pflegefachkraft Kathrin das Pflegecontrolling Psychopharmaka. Ihr Kollege Florian übernimmt die Auswertung des Gewichtsverlaufs/der Ernährungssituation – für beide Pflegecontrollings steht ihnen jeweils ein Büro-Tag zu.

Solche festen Verantwortlichkeiten geben einen übersichtlichen Rahmen vor und sorgen für klare Vorgaben in Punkto Zeitbedarf und Dienstplanung.

Tab. 16: Jahresplan – Pflegecontrolling

Januar	Februar	März	April	Mai	Juni	Juli	Aug.	Sept.	Okt.	Nov.	Dez.	Wer?
Gewichtsverlauf und Ernährungssituation (GV/ES)		GV/ES		GV/ES		GV/ES		GV/ES		GV/ES		
Schmerzmanagement			Schmerzmanagement			Schmerz management			Schmerz management			
	Risikomanagement			Risikomanagement			Risikomanagement			Risikomanagement		
Freiheitsentziehende Maßnahmen (FEM)	FEM	FEM	FEM	FEM	FEM	FEM	FEM	FEM	FEM	FEM	FEM	
		Psychopharmaka			Psychopharmaka			Psychopharmaka			Psychopharmaka	
	Biografie		Biografie		Biografie		Biografie		Biografie		Biografie	
Pflegeberichte (PB) und Sturzereignisse (SE)	PB und SE	PB und SE	PB und SE	PB und SE	PB und SE	PB und SE	PB und SE	PB und SE	PB und SE	PB und SE	PB und SE	
				PC-/Aktenabgleich						PC-/Aktenabgleich		

Thema 1: Gewichtsverlauf und Ernährungssituation

Dass die Themen »Gewichtsverlauf« und »Ernährungssituation« in der pflegerischen Versorgung wichtig sind, wissen Sie. Auch bei der halbjährlichen Meldung der Versorgungsergebnisse sowie in der neuen Qualitätsprüfung wird großer Wert darauf gelegt.

Nehmen Sie deshalb diesen Themenkomplex unbedingt in Ihr künftiges Pflegecontrolling mit auf. Je Bereich sollte eine Pflegefachkraft alle zwei Monate den Gewichtsverlauf und die aktuelle Ernährungssituation aller Pflegekunden überprüfen.

Dabei schaut sie sich zuerst das aktuelle Gewicht des Pflegekunden an und vergleicht es mit dem Gewicht des letzten Monats: Gab es Veränderungen? Hat der Pflegekunde Gewicht ab- oder zugenommen? Kann die Veränderung begründet werden, wurden etwa gezielt Ödeme ausgeschwemmt oder war der Pflegekunde längere Zeit im Krankenhaus?

Im nächsten Schritt vergleicht die Pflegefachkraft das aktuelle Gewicht mit dem vor sechs Monaten. Welche Veränderungen können über den Zeitraum eines halben Jahres gesehen werden?

Nach dieser ersten Risikoeinschätzung/Informationssammlung überlegt sich die Pflegefachkraft nun den weiteren Handlungsbedarf: Sind Maßnahmen nötig? Wenn Ja, welche und in welchem Rhythmus werden diese geplant?

Anschließend wertet die Pflegefachkraft das Risiko Exsikkose aus. Das Vorgehen ist hier ähnlich: Wie ist die aktuelle Flüssigkeitsversorgung des Pflegekunden einzuschätzen? Je nach Ergebnis: Welche Anpassungen in der Maßnahmenplanung sollten vorgenommen werden? Beide Evaluierungen der Risikoeinschätzungen dokumentiert die Pflegefachkraft abschließend.

Danach erfolgt die Auswertung des durchgeführten Controllings durch einen Mitarbeiter des Qualitätsmanagements oder die Pflegedienstleitung. Der Fokus liegt dabei auf den beiden Leitfragen:

1. Ist die Evaluierung der Fachkraft stimmig?
2. Gibt es weitere Verbesserungsvorschläge?

Fazit **Gewichtsverlauf und Ernährungssituation**

1. Überprüfung des Gewichtsverlaufs und der Ernährungssituation durch eine Fachkraft
   - Rhythmus: Jeden zweiten Monat
   - Inhalt der Evaluation: das Gewicht a) im Vergleich zum letzten Monat überprüfen und b) das Gewicht im Vergleich zum Verlauf des letzten halben Jahres überprüfen; Risikoeinschätzung Mangelernährung und Exsikkose evaluieren; Anpassung der Maßnahmenplanung und weiterer benötigter Listen, zum Beispiel zur Zusatznahrung
2. Auswertung durch QM/QB/PDL
   - Ist die Evaluierung der Fachkraft stimmig?
   - Gibt es Verbesserungsvorschläge?

Thema 2: Schmerzmanagement

In den letzten Jahren waren die Schmerzeinschätzungen bereits der Themenkomplex der pflegerischen Versorgung, der in Qualitätsprüfungen mit am häufigsten und intensivsten geprüft wurde – haben Sie auch diese Erfahrung gemacht?

Das lag darin begründet, dass viele stationäre Einrichtungen und ambulante Dienste in der Vergangenheit das Thema »Schmerz« leider oft vernachlässigt hatten. Die Prüfergebnisse zeigten, dass entweder gar keine Schmerzerhebung stattgefunden hatte, oder dass Pflegekunden, die unter Schmerzen litten, keine adäquate Schmerztherapie erhielten.

Ihr sinnvoller Aufbau

Je Bereich ist eine Pflegefachkraft für das Controlling Schmerz verantwortlich:

- Bei Pflegekunden, die keine Schmerzen und auch keine entsprechende medikamentöse Schmerztherapie haben, erfolgt die Evaluierung einmal im Jahr.
- Bei Pflegekunden, die eine feste Schmerzmedikation erhalten und entsprechend eine positive Auswertung in der Risikoeinschätzung haben, erfolgt die Evaluierung alle drei Monate.

Bei der Evaluierung des Risikos sollten gemäß Expertenstandard[58] und den Anforderungen des neuen Qualitätsprüfungsverfahrens diese Punkte überprüft werden:

- Schmerzgeschichte,
- Schmerzlokalisation,
- Schmerzintensität,
- Schmerzqualität,
- Folgen für den Lebensalltag,
- Alternativen zur Schmerzreduktion,
- aktuelle Schmerztherapie: Prüfen auf Sinnhaftigkeit und Wirksamkeit.

Im zweiten Schritt wertet die Pflegefachkraft das Ergebnis der Risikoeinschätzung aus und leitet eventuellen weiteren Handlungsbedarf ab:

- Muss der Arzt informiert werden, um die medikamentöse Therapie anzupassen?
- Welche Maßnahmen stehen den Pflegekräften im Alltag zur Verfügung und können sinnvoll geplant werden, etwa Anwendung von Wärme-/Kältetherapie?
- Sind sonstige Maßnahmen nötig?

Die durchgeführte Evaluierung dokumentiert die Pflegefachkraft abschließend. Danach erfolgt die Auswertung des durchgeführten Controllings durch einen Mitarbeiter des Qualitätsmanagements oder die Pflegedienstleitung. Der Fokus liegt dabei auf diesen beiden Leitfragen:

1. Ist die Evaluierung der Fachkraft stimmig?
2. Gibt es weitere Verbesserungsvorschläge?

Fazit **Schmerzmanagement**

1. Überprüfung des Schmerzmanagements durch eine Fachkraft
   - Rhythmus: Jeden dritten Monat
   - Inhalt der Evaluation gemäß Expertenstandard und Anforderungen des neues Qualitätsprüfungsverfahrens: Schmerzgeschichte, Schmerzlokalisation, Schmerzintensität, Schmerzqualität, Folgen für den Lebensalltag, Alternativen zur Schmerzreduktion, aktuelle Schmerztherapie, Prüfung der aktuellen Schmerztherapie auf Sinnhaftigkeit, ggf. das Risiko Schmerz in der Matrix evaluieren; Maßnahmenplanung evaluieren; evtl. bestehenden Handlungsbedarf umsetzen
2. Auswertung durch QM/QB/PDL
   - Ist die Evaluierung der Fachkraft stimmig?
   - Gibt es Verbesserungsvorschläge?

[58] DNQP (2020): Schmerzmanagement in der Pflege bei akuten Schmerzen. Aktualisierung 2020. Osnabrück.

Thema 3: Risikomanagement

Das restliche Risikomanagement wird von einer Pflegefachkraft je Bereich einmal im Quartal überprüft. Themen sind dabei Dekubitus, Sturz, Inkontinenz sowie die sonstigen individuellen Risiken je Pflegekunde.

Zuerst gleicht die Pflegefachkraft ab, ob die Angaben der individuellen Risikoeinschätzung noch stimmig sind. Spiegelt sich der aktuelle Allgemeinzustand der Pflegekunden wider?
Im zweiten Schritt werden die bereits geplanten Maßnahmen evaluiert: Passen sie jeweils zur aktuellen Risikoeinschätzung? Müssen neue Maßnahmen geplant bzw. bisherige Maßnahmen zeitlich begrenzt werden?

Abschließend dokumentiert die Pflegefachkraft die Evaluation aller Risiken mit Begründung im jeweiligen Themenfeld der SIS®/in der jeweiligen A(B)EDL® der Pflegeplanung.

Folgende Strukturhilfe hilft bei der Zuordnung:
- Risiko »Dekubitus«: Themenfeld 2/A(B)EDL 2
- Risiko »Sturz«: Themenfeld 2/A(B)EDL 2
- Risiko »Inkontinenz«: Themenfeld 4/A(B)EDL 6

Danach erfolgt die Auswertung des durchgeführten Controllings durch einen Mitarbeiter des Qualitätsmanagements oder die Pflegedienstleitung. Der Fokus liegt dabei auf diesen beiden Leitfragen:
1. Ist die Evaluierung der Fachkraft stimmig?
2. Gibt es weitere Verbesserungsvorschläge?

Fazit **Risikomanagement**

1. Überprüfung des Risikomanagements durch eine Fachkraft
   - Rhythmus: Alle drei Monate
   - Inhalt der Evaluation: Entsprechen die Angaben der individuellen Risikoeinschätzung dem aktuellen Zustand des Pflegekunden? Sind die Ergebnisse der Auswertung dokumentiert? Wurden alle Risiken mit Begründung (warum besteht das Risiko/warum besteht das Risiko nicht) in die jeweiligen Themenfelder der SIS®/im jeweiligen A(B)EDL® der Pflegeplanung eingearbeitet? Bei Bedarf: Entsprechende Evaluation in der Maßnahmenplanung
2. Auswertung durch QM/QB/PDL
   - Ist die Evaluierung der Fachkraft stimmig?
   - Gibt es Verbesserungsvorschläge?

Thema 4: Freiheitsentziehende Maßnahmen (FEM)

Das Controlling der freiheitsentziehenden Maßnahmen (FEM) findet nur auf der Ebene der obersten Leitungskräfte statt. Ein Mitarbeiter des Qualitätsmanagements oder die Pflegedienstleitung evaluiert einmal im Monat alle laufenden, also genehmigten, FEM sowie im zweiten Teil den akuten neuen Bedarf. Folgende Faktoren sollten dabei im Mittelpunkt stehen, überprüft und dokumentiert werden:

Laufende, bereits genehmigte FEM:

- Ist die Anwendung immer noch nötig?
- Ist die Anwendung ethisch vertretbar?
- Werden vor der Umsetzung immer zuerst alle alternativen Möglichkeiten ausgeschöpft?
- Gibt es Schulungsbedarf beim Personal?

Aktueller Bedarf FEM:

- Wie ist der Stand laufender Antragsverfahren?
- Routineübersicht aller neuen Pflegekunden: Werden FEM angewandt? Wenn ja, sind diese fachlich sinnvoll, ethisch vertretbar und rechtlich abgesichert?
- Besteht Handlungsbedarf?

Fazit **Freiheitsentziehende Maßnahmen (FEM)**

Auswertung durch QM/QB/PDL

- Rhythmus: Monatlich
- Inhalt der Evaluation: Praktische Anwendungen nötig und ethisch vertretbar? Wurden vor einer FEM alle alternativen Maßnahmen ausgeschöpft? Gibt es Schulungsbedarf beim Personal? Überblick aktueller Stand der laufenden Antragsverfahren, Zimmerbesuch bei allen neuen Pflegekunden → Prüfung hinsichtlich FEM.
- Handlungsbedarf herleiten

Thema 5: Psychopharmaka

Klingen Ihnen auch noch die Ohren vom diesem Qualitätsbericht der AOK? »*In deutschen Pflegeheimen werden weitaus mehr Psychopharmaka verabreicht als es aus medizinischer Sicht angemessen wäre*«, so die Angabe im AOK-Pflege-Report 2017. Folgendes Beispiel ist leider im Alltag von Pflegeeinrichtungen nicht selten:

Beispiel **Frau Meyers Allgemeinzustand**

Die Pflegekundin Frau Meyer ist demenziell erkrankt. Sie hat u. a. wahnhafte Vorstellungen. Diese äußern sich in einem »Bestehlungswahn«. Mehrmals täglich greift sie andere Pflegekunden und das Personal an, weil sie denkt, jemand wäre in ihrem Zimmer gewesen und hätte ihre Sachen gestohlen.

Sie ist in solchen Phasen nicht zu validieren, sodass der behandelnde Neurologe das Psychopharmakon Risperdal® ansetzt. Damit bessert sich die Symptomatik und Frau Meyer wird insgesamt ruhiger. Es geht ihr nun gut.

Im Laufe der nächsten drei Jahre verschlechtert sich ihr Allgemeinzustand dann nach und nach, bis Frau Meyer bettlägerig und komplett auf pflegerische Unterstützung in allen Bereichen angewiesen ist. Die Pflegekräfte wundern sich, dass Frau Meyer immer so müde ist. Ob man den Arzt vielleicht einmal auf ein stimmungsaufhellendes Medikament ansprechen sollte?

Sie merken schon, worauf ich hinaus möchte: Ein stimmungsaufhellendes Medikament ist sicher nicht die erste Maßnahme der Wahl. Zuerst sollte das Medikament Risperdal® reduziert bzw. ausgeschlichen werden. Es ist zu vermuten, dass es Frau Meyer dann schon besser gehen würde.

Wichtig **Tragen Sie Ihrem eigenen qualitativen Anspruch Rechnung**

Ein Controlling im Bereich Psychopharmaka zu etablieren ist eine Möglichkeit, den eigenen qualitativen Anspruch Ihrer Einrichtung in der Praxis umzusetzen.

Lassen Sie es mich deutlich sagen: Ob Ihre Pflegekunden nun gezielt und sorgfältig ausgewählt in diesem Bereich medikamentiert sind oder Psychopharmaka im Gießkannenprinzip verteilt werden, ist kein Gegenstand irgendeiner externen Überprüfung.

Sich dem Thema zielgerichtet anzunehmen, kann nur in Ihrem eigenen professionellen Qualitätsanspruch begründet sein. Aber gerade darin können Sie wunderbar den Bogen zum neuen Qualitätsverfahren schlagen.

In den vorherigen Kapiteln haben Sie erfahren:

- Es geht in der Versorgung und Dokumentation nicht mehr vorrangig darum, externe Stellen zu bedienen. Es geht darum, sich ganz auf das Wohlbefinden des Pflegekunden einzustellen und für dieses zu sorgen.
- Sie selbst identifizieren eigene Qualitätsdefizite, oder vielleicht auch einfach nur Bereiche in denen Ihre Arbeit schon ganz gut läuft, die aber noch wesentlich besser sein könnten.

Gerade wenn in der öffentlichen Diskussion bestimmte Dinge wie z. B. die Verordnungs- und Verabreichungspraxis von Psychopharmaka ein Thema sind, sollten Sie überlegen, ob in Ihrer Einrichtung in diesem Bereich noch qualitative Luft nach oben ist.

Eine sinnvolle Vorgehensweise

Eine Pflegefachkraft pro Bereich überprüft alle drei Monate proaktiv die verordneten Psychopharmaka aller Pflegekunden. Ein beispielhaftes Formular (▶ Tab. 17) habe ich Ihnen vorbereitet.

Zuerst werden der Name des Pflegekunden und seine aktuelle Psychopharmaka-Medikation notiert. Anschließend beschreibt die Pflegefachkraft die Indikation und ob das Medikament so wirkt, wie es beabsichtigt ist.

Gibt es einen Handlungsbedarf? Ggf. leitet die Pflegefachkraft diesen ein, etwa die Vorstellung bei der nächsten Visite. Die durchgeführte Evaluierung wird im Anschluss dokumentiert.

Tab. 17: Musterformular Psychopharmaka

Pflegecontrolling: Psychopharmaka					
Monat/Jahr:					
Bereich:					
Mitarbeiter:					
Pflegekunde	Medikament	Indikation	Wirkung gemäß Verordnung?	Handlungs-bedarf?	Auswertung doku-mentieren

Danach erfolgt die Auswertung des durchgeführten Controllings durch einen Mitarbeiter des Qualitätsmanagements oder der Pflegedienstleitung. Der Fokus liegt dabei auf diesen beiden Leitfragen:

1. Ist die Evaluierung der Fachkraft stimmig?
2. Gibt es weitere Verbesserungsvorschläge?

Fazit **Psychopharmaka**

1. Überprüfung der Verordnung Psychopharmaka durch die Fachkraft
   - Rhythmus: Jeden dritten Monat
   - Inhalt der Evaluation: Indikation; aktuelle Medikation; Abgleich mit den Diagnosen und dem Krankheitsbild auf Sinnhaftigkeit; Beurteilung des aktuellen Allgemeinzustandes des Pflegekunden mit Herleitung Handlungsbedarf
2. Auswertung durch QM/QB/PDL
   - Ist die Evaluierung der Fachkraft stimmig?
   - Gibt es Verbesserungsvorschläge?

Thema 6: Biografiearbeit (Bio)

Je Bereich ist ein Mitarbeiter für die Biografiearbeit bei den Pflegekunden zuständig. Das muss nicht zwingend eine Pflegefachkraft sein, auch Pflegehilfskräften oder Betreuungsassistenten kann diese Aufgabe gut anvertraut werden.

Innerhalb der ersten vier Wochen nach einem Neueinzug sollte die Biografie eines neuen Pflegekunden erhoben werden und in die SIS®/Pflegeplanung eingefügt werden. Dabei liegt der Schwerpunkt auf folgenden Inhalten:

- **Pflegebiografie:** Wie hat der Pflegekunde sich früher grundpflegerisch versorgt? Was war ihm dabei wichtig, etwa das tägliche Duschen, das wöchentliche Baden oder bestimmte Pflegeprodukte? Welche Kleidung trägt er gern, welcher Schmuck oder welche sonstigen Accessoires sind ihm wichtig?
- **Ess-Biografie:** Welche Lieblingsspeisen und -getränke hat der Pflegekunde? Welche Abneigungen äußert er oder seine enge Bezugsperson?
- **Lebensbiografie:** Welchem Beruf ist der Pflegekunde nachgegangen, welches Hobby hatte er? Was ist seine liebste Freizeitbeschäftigung? Was sind die wichtigsten Charakteristika, die ihn als Mensch ausmachen, etwa Glauben, ethische Einstellungen, Merkmale seiner Person?

Jeden zweiten Monat erfolgt die Auswertung des durchgeführten Controllings durch einen Mitarbeiter des Qualitätsmanagements oder die Pflegedienstleitung. Der Fokus liegt dabei auf diesen beiden Leitfragen:

1. Liegen die Biografien neuer Pflegekunden vor und sind sie ausgewertet?
2. Stimmen die genannten biografischen Angaben mit der individuellen Maßnahmenplanung überein?

Stellen Sie sich vor, in der Biografie würde stehen, dass es dem Pflegekunden immer wichtig ist, abends zu baden. Geplant wäre aber das morgendliche Duschen. Hier würde der Grundsatz der individuellen Pflege massiv verletzt werden – das darf nicht sein und fällt jetzt im Controlling auf.

Fazit **Biografiearbeit**

1. Erhebung der Biografie durch beauftragte Mitarbeiter
   - Inhalt der Biografie:
     a) Pflegebiografie
     b) Ess-Biografie
     c) Prägnante Angaben der Lebensbiografie
   - Frist: vier Wochen nach Neueinzug sollten die Angaben vorliegen und in die Planung eingefügt sein
2. Auswertung durch QM/QB/PDL
   - Rhythmus: Jeden zweiten Monat
   - Liegen die Biografien neuer Pflegekunden vor und sind sie ausgewertet?
   - Augenmerk insbesondere auf: Übereinstimmung Biografie und Maßnahmenplanung

Thema 7: Pflegeberichte und Sturzereignisse

Eine Fachkraft pro Bereich ist für das Pflegecontrolling zu den Themen Pflegeberichte und Sturzereignisse verantwortlich. Monatlich überprüft sie dabei: Ist der rote Faden im Pflegebericht bei jedem Pflegekunden stimmig?

Wichtig **Ohne den roten Faden gibt es keine Qualität**

Wenn Sie Ihre Pflegedokumentation bereits auf das Strukturmodell umgestellt haben, wissen Sie: Der Pflegebericht und die daraus abzuleitenden Veränderungen nehmen eine zentrale Stellung ein.

Aber auch, wenn Sie noch mit der alten Pflegeplanung arbeiten, ist der Pflegebericht für Sie ein elementares Instrument: Im Pflegebericht werden alle Informationen gesammelt und erfasst.

Der Pflegebericht jedes einzelnen Pflegekunden ist eine zentrale Informationssammlung. Bedingt durch die Schichtarbeit in der Pflege sind oft täglich wechselnde Kollegen in der direkten Versorgung tätig.

Wenn Sie Glück haben, sehen Sie diese kurz in der Übergabe. Aber auch dort ist die Zeit im stressigen Alltag begrenzt. Das führt dazu, dass es schier unmöglich ist, dass alle Fachkräfte den kleinteiligen Überblick über alle Pflegekunden im Kopf haben und bearbeiten.

Das wiederum kann dazu führen, dass wichtige Informationen auch einmal hinten herunterfallen und nicht zeitnah – oder überhaupt nicht – bearbeitet werden.

Beispiel **Die Einstichstelle**

Bei Frau Meyer stellt die Pflegefachkraft Susanne am Montag fest, dass die Einstichstelle des suprapubischen Blasenkatheters leichte Entzündungsanzeichen aufweist. Sie notiert das im Pflegebericht und auch im Übergabeprotokoll. Hier bittet sie ihre Kollegen, den Verbandswechsel in den nächsten Tagen täglich, anstatt wie bisher alle drei Tage, durchzuführen.
In der Übergabe am Mittag teilt Susanne das ihrem Fachkraftkollegen Andreas mit. Dieser hat die Schichtleitung im Spätdienst und weiß nun ebenfalls Bescheid. Dann haben aber Susanne und Andreas die nächsten beiden Tage frei. Die Information geht bei den anderen Kollegen verloren und wird nicht weiterverfolgt.

Solch eine Situation haben Sie im Alltag bestimmt auch schon häufig erlebt, oder? Damit wesentliche Informationen und To-do's aus den Pflegeberichten weiterbearbeitet werden und nicht untergehen, ist das Controlling der Pflegeberichte wichtig.

Die sinnvolle Vorgehensweise

Einmal im Monat liest die beauftragte Fachkraft die Pflegeberichte aller Pflegekunden durch:

- Welche Auffälligkeiten gab es in den Pflegeberichten des letzten Monats?
- Ist eine Folgereaktion nötig, z. B. ein abschließender Pflegebericht oder die Bearbeitung eines To-do's?
- Ein besonderes Augenmerk liegt dabei auf Sturzereignissen:
  - Wurden diese korrekt dokumentiert?
  - Welcher Handlungsbedarf ergibt sich?
  - Wer setzt diesen wann um?
  - Sollte die Risikoeinschätzung Sturz im Rahmen einer aktuellen Veränderung angepasst werden?

Fazit **Pflegeberichte und Sturzereignisse**

1. Überprüfung der Pflegeberichte/Sturzereignisse durch eine Fachkraft
   - Rhythmus: Monatlich
   - Inhalt der Evaluation: Welche Pflegeberichte waren auffällig? Wo war eine Folgereaktion nötig? Ist diese bereits erfolgt oder muss sie eingeleitet werden? Allgemein: Ist der rote Faden stimmig?
   - Ein besonderes Augenmerk liegt auf Sturzereignissen: Wurden diese korrekt dokumentiert? Welcher Handlungsbedarf ergibt sich? Wer setzt diesen wann um? Sollte die Risikoeinschätzung Sturz angepasst werden?
2. Auswertung durch QM/QB/PDL
   - Auffälligkeiten in den Pflegeberichten der Bewohner erkannt?
   - Nötige Folgereaktionen durchgeführt und dokumentiert?
   - Gibt es Verbesserungsvorschläge?

Thema 8: PC-/Aktenabgleich

Das Controlling PC-/Aktenabgleich findet nur auf der Ebene der obersten Leitungskräfte statt. Ein Mitarbeiter des Qualitätsmanagements oder die Pflegedienstleitung kontrolliert halbjährlich alle händischen Akten und vergleicht sie mit den Daten des Pflegekunden in der EDV-Dokumentation unter den folgenden Fragestellungen:

- Medikamentenverordnungen in Akte und PC übereinstimmend?
- Verordnungen der Behandlungspflege in Akte und PC übereinstimmend?
- Ist das Stammblatt aktuell oder Änderungen bei den Diagnosen, dem Pflegegrad oder ähnlichem?
- SPK/Katheter/Urinbeutel: Wechsel gemäß dem Rhythmus der ärztlichen Anordnungen dokumentiert?
- Vitalwerte RR, Puls, BZ und Gewicht gemäß dem Rhythmus der ärztlichen Anordnungen erhoben und dokumentiert? Handlungsbedarf bei Auffälligkeiten wurde umgesetzt?
- Verbesserungsvorschläge?

Das Controlling wird schriftlich festgehalten und anschließend an die Pflegefachkräfte des Bereichs zur Abarbeitung übergeben.

Fazit **PC-/Aktenabgleich**

1. Auswertung durch QM/QB/PDL
   - Rhythmus: Halbjährlich
   - Inhalt der Evaluation:
   - Medikamentenverordnungen in Akte und PC übereinstimmend?
   - Verordnungen der Behandlungspflege in Akte und PC übereinstimmend?
   - Ist das Stammblatt aktuell oder Änderungen bei den Diagnosen, dem Pflegegrad oder ähnlichem?
   - SPK/Katheter/Urinbeutel: Wechsel gemäß dem Rhythmus der ärztlichen Anordnungen dokumentiert?
   - Vitalwerte RR, Puls, BZ und Gewicht gemäß dem Rhythmus der ärztlichen Anordnungen erhoben und dokumentiert? Handlungsbedarf bei Auffälligkeiten wurde umgesetzt?
   - Verbesserungsvorschläge?

5.5 Bezugs- oder Funktionspflege?

Beim Lesen des Kapitels ist Ihnen bestimmt aufgefallen, dass das vorgestellte Controlling-System auf dem Ansatz der Funktionspflege basiert: Es gibt pro Bereich eine verantwortliche Pflegefachkraft, die die Gewichtsverläufe und die Ernährungssituation der Pflegekunden auswertet, und eine Fachkraft, die bei allen Bewohnern die Psychopharmaka überprüft.

Die zunehmende Komplexität in einzelnen Felder in der Altenpflege spricht meiner Meinung nach im Controlling-Bereich mittlerweile für das System der Funktionspflege. Ein Beispiel dazu:

System Bezugspflege: Die Pflegekraft Kerstin ist außer für Frau Meyer noch Bezugspflegekraft für vier andere Pflegekunden. Bei all ihren Schützlingen bearbeitet sie jedes der vorgestellten Controllings von den Gewichtsverläufen über das Schmerzmanagement bis hin zu den Psychopharmaka.

Der Nachteil: Wenn sie nach dem Konzept der Bezugspflege arbeitet, heißt das, dass Kerstin fachlich in jedem Controlling absolut fit sein muss. Sie muss sich also beständig in allen Bereichen fortbilden, ständig die neueste fachliche Entwicklung dazu beobachten und auswerten. Ist das bei der Komplexität der einzelnen fachlichen Themen und vor dem Hintergrund der Personalsituation in der Pflege qualitativ realistisch?

System Funktionspflege: Die Pflegekraft Kerstin ist für das Controlling Gewichtsverlauf und Ernährungssituation bei allen 15 Pflegekunden zuständig. Ihr Kollege Rainer bearbeitet für alle Pflegekunden des Bereichs das Controlling Schmerzmanagement.

Die Wohnbereichsleitung Ingrid ist Expertin für Psychopharmaka und bearbeitet deshalb diese vierteljährliche Kontrolle für alle 15 Pflegekunden.

Der Vorteil: Kerstin, Rainer und Ingrid sind jeweils Experten für ein Themengebiet. Sie haben aber immer einen Kollegen, der in den anderen Bereichen fit ist.

5.5.1 Greifen Sie im Arbeitsalltag auf diese salomonische Kompromisslösung zurück

Ich empfehle Ihnen für den Arbeitsalltag/die Arbeitsorganisation eine gute Mischung zwischen Bezugs- und Funktionspflege. Versorgen Ihre Pflegekräfte grundpflegerisch beispielsweise immer dieselben Pflegekunden, ist das prima und ganz im Sinne einer individuellen Bewohnerversorgung.

Überlegen Sie dagegen, welches Fachgebiet der täglichen Arbeit oder des Controllings Sie zwischen Ihren Fachkräften nach deren Interesse und persönlicher Motivation aufteilen, haben Sie irgendwann im Team **den** Experten für Mangelernährung und Exsikkose, der sich in seiner Materie super auskennt, und **die** Fachkraft für Psychopharmaka, bei der sich jeder Kollege Rat holen kann.

6 Das neue Qualitätsmanagement: Herausforderung und große Chance

Das Qualitätsmanagement sollte in allen Einrichtungen neu gedacht und strukturiert werden. Ihre Chance war noch nie so groß, ein eigenes System zu gestalten und zu entwickeln, das alle relevanten internen Qualitätsmerkmale und alle nötigen externen Anforderungen gleichermaßen bedient und abbildet.

Endlich können Sie mit dem lange vorherrschenden, teils angstgesteuerten, Ansatz »Wir dokumentieren doch nur für die Prüfer« aufräumen. In Zukunft dokumentieren Sie selbstbewusst (für) Ihre eigene Pflegefachlichkeit.

Durch das neue Qualitätsmanagement, wie es in den beiden Kapiteln vorgestellt wurde, gelingt es Ihnen, ab sofort selbst proaktiv Bereiche zu identifizieren, die einer intensiven internen Überprüfung bedürfen.

Stellt die PDL/das QM-Team beispielsweise anhand einer Pflegevisite oder anhand des internen Pflegecontrollings fest, dass die Bereiche der Wunddokumentation oder der Psychopharmaka-Verordnungen gerade nicht gut laufen, können frühzeitig interne Maßnahmen der Gegensteuerung eingeleitet werden. Sie brauchen keine externen Stellen mehr, die Sie auf Problemfelder oder Qualitätsdefizite aufmerksam machen.

Ein selbstbewusster Berufsstand, der weiß, was er leistet und wo er steht, wird in den nächsten Jahren dazu führen, die professionelle pflegerische Versorgung in Deutschland stetig qualitativ weiter zu entwickeln. Beteiligen Sie sich und Ihre Einrichtung jetzt schon an diesem Prozess und kommen Sie mit an Bord! Ich wünsche Ihnen viel Erfolg bei der Umsetzung in der Praxis!

Literatur

DNQP (2020): Schmerzmanagement in der Pflege bei akuten Schmerzen. Aktualisierung 2020. Osnabrück.

Maßstäbe und Grundsätze für die Qualität, die Qualitätssicherung und -darstellung sowie für die Entwicklung eines einrichtungsinternen Qualitätsmanagements nach § 113 SGB XI in der vollstationären Pflege vom 23. 11. 2018

MDS (2019): Das neue Begutachtungsinstrument der sozialen Pflegeversicherung. Die Selbstständigkeit als Maß der Pflegebedürftigkeit. Essen. Im Internet: https://www.mds-ev.de/themen-des-mds/pflegebeduerftigkeit-und-pflegebegutachtung/das-begutachtungsinstrument.html

MDS & GKV (2018): Qualitätsprüfungs-Richtlinien/Transparenzvereinbarung. Grundlagen der Qualitätsprüfungen nach den §§ 114 ff SGB XI, Teil 2 – Stationäre Pflege. Essen, Berlin. Im Internet: https://www.mds-ev.de/richtlinien-publikationen/pflegeversicherung/qualitaetspruefungen-rechtliche-grundlagen.html?tx_mdsbestellsystem_frontend%5B%40widget_0%5D%5BcurrentPage%5D=2&cHash=b30bb7d28d8b348235ca0a9f10879a83

MDS & GKV (2019): Richtlinien des GKV-Spitzenverbandes für die Qualitätsprüfung in Pflegeeinrichtungen nach § 114SGB XI – Vollstationäre Pflege. Essen, Berlin. Im Internet: https://www.mds-ev.de/themen-des-mds/pflegequalitaet/qualitaetspruefungen.html

MDS & GKV (2019): Die neuen Qualitätsprüfungen in der vollstationären Pflege. Essen, Berlin. Im Internet: https://www.mds-ev.de/richtlinien-publikationen/pflegeversicherung/qualitaetspruefungen-rechtliche-grundlagen.htmI

Institut für Pflegewissenschaft an der Universität Bielefeld (2019): Indikatoren zur Beurteilung von Ergebnisqualität in der stationären Langzeitpflege. Schulungsmaterial zur Ergebniserfassung. Im Internet: https://www.bundesgesundheitsministerium.de/service/publikationen/pflege.html

Register